Dedicado a mis hijos Shawn y Brian, ya que fueron mis mejores maestros. A mi esposo Miguel, por apoyar mi maternidad y lactancia al máximo. Y a todas esas madres y criadores que de una forma u otra compartimos y aprendimos las unas de las otras. ¡Gracias por permitirme ser parte de sus vidas!

Tabla de Contenido

Tema	Página
I. Introducción al parto con conocimiento	11
Introducción al parto con conocimiento	13
Mitos acerca del parto	17
Escogiendo al pediatra	19
Necesidad de anidar	21
Empacando para el hospital	23
II. Exámenes médicos en el tercer trimestre de gestación	27
Examen pélvico	29
Estación fetal	33
Borramiento de la cérvix	35
Dilatación de la cérvix	39
Estreptococo Grupo B	41
Cuando el bebé se "encaja" en la pelvis	43
III. Preparándote para un buen parto	45
El plan de parto	47
Preparando la mente para el parto	65
Ejercicios para preparar el cuerpo para el parto	67
Pasos para un parto natural	69
Ideas para un mejor parto	71

El comer dátiles durante la gestación ayuda a un mejor trabajo de parto y parto	75
Los ejercicios Kegel	77
Masaje perineal	79
IV. Equipo de apoyo para el parto	**83**
Equipo de apoyo para el parto	85
Cómo ser un buen acompañante	87
Acompañantes en sala de parto	91
Ofreciendo apoyo a la parturienta durante el trabajo de parto y parto	93
¿Qué es una doula?	95
Beneficios de tener una doula en el parto	97
La doula como acompañante de parto	99
La doula provee una presencia calmante constante durante el parto	101
La doula y la pareja: un equipo beneficioso para el parto	103
Cómo una doula puede hacer la experiencia de parto más placentera	105
V. Manejo del dolor de parto	**107**
Manejo del dolor de parto	109
Las contracciones de Braxton Hicks	115
Contracciones que NO son de parto	117
Técnicas para contrarrestar el dolor de parto	121

Técnicas de relajación	125
Respiración de parto	127
La visualización	131
El punto focal	133
El hipnoparto	135
Vocalización durante el parto	141
Ambiente de parto	143
Música para el parto	145
Aceites esenciales recomendados durante el parto	147
Técnicas de acupresión para el trabajo de parto	151
Posiciones para utilizarse durante el parto	163
La bola de parto	171
El parto de espalda	177
VI. Intervenciones médicas para contrarrestar el dolor de parto	**181**
Medicamentos para el manejo del dolor de parto	183
La anestesia epidural	187
VII. Situaciones que pueden influenciar sobre el tipo de parto	**189**
Cuando el bebé viene de nalgas	191
La preeclampsia	195

Diabetes gestacional	199
Los bebés grandes pueden nacer de forma vaginal	203
Desproporción cefalopélvica	205
Parto vaginal luego de una cesárea (VBAC)	209
VIII. El parto inducido	**213**
Inducción de parto	215
Razones para inducir el parto	219
Puntuación de Bishop	221
Amniotomía para inducir o acelerar el parto	225
Uso de Pitocina para inducir o acelerar el parto	227
Formas "naturales" para inducir el parto	229
Cuando se sobrepasa la fecha probable de parto	231
Prueba de no-estrés fetal	233
Perfil biofísico del bebé	235
IX. El día de parto	**237**
Guía paso a paso para el proceso de parir	239
Secreciones vaginales y sangrado	241
Cuando se rompe fuente (aguas) sin contracción	243
Cuando comienzan las contracciones	245
Señales de que está en trabajo de parto	247

Tomando el tiempo de las contracciones	253
La dilatación de la cérvix	257
Duración del parto	259
Las cuatro etapas de parto	261
Primera etapa de parto	263
Manejo del dolor en las diferentes etapas de parto	267
El parto temprano	271
Cuando irse al hospital	275
La regla del 411 o 511	277
El parto de emergencias	279
Llamada telefónica al obstetra o partera	281
Llegando al hospital	283
Monitor fetal	285
Interpretando el monitor fetal	289
Dilatación de la cérvix	291
Estación del bebé en la pelvis	293
Posiciones para el trabajo de parto durante el parto activo	295
Intervenciones comunes durante el parto	299
Segunda etapa de parto—Etapa del pujo o expulsivo	303
Posiciones durante el pujo	307

El "labio" cervical	309
Uso de "fórceps"	311
Extracción por "vacum" o ventosa	313
La episiotomía	315
El corte del cordón umbilical	317
Tercera etapa de parto—Nacimiento de la placenta	319
X. Complicaciones durante el trabajo de parto y parto	**325**
Complicaciones durante el trabajo de parto y parto	331
El parto podromal	333
Cómo manejar el "parto de espalda"	335
El parto lento o que no progresa	337
Intervenciones médicas para acelerar o aumentar un parto que no progresa	339
Cómo acelerar o aumentar de forma natural un parto que no progresa	341
Estrés fetal	345
Parto por cesárea	351
Control del dolor luego de una cesárea	353
Recuperación emocional luego de una cesárea	353
XI. Cuarta etapa de parto—El posparto	**355**
Cuarta etapa de parto—El posparto	357

Manejo del dolor posparto	361
Sangrado posparto	363
Dolor en el perineo	365
Emociones y sentimientos en la etapa de posparto	367
Estadía en el hospital	369
Exámenes y procedimientos en el recién nacido	371
El examen posparto	373
Las relaciones de pareja luego del parto	375
El cuidado del bebé	377
Pasos para una lactancia exitosa	383
Por último...	387
Referencias	**389**

I. Introducción al Parto con Conocimiento

Introducción al parto con conocimiento

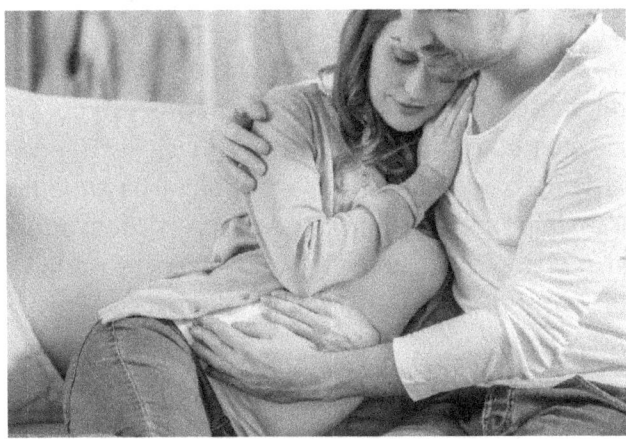

A casi todas las personas, en especial a las gestantes, les preocupa el dolor de parto. Y mientras que, sí es posible tener un parto con poco dolor, es buena idea prepararse con diferentes técnicas y estrategias para ese gran día. Prepararse para el parto es similar a prepararse para un maratón. Y al igual que nadie correría 26 millas (42 kilómetros) sin haberse preparado y entrenado antes, tampoco sería apropiado presentarse al parto sin ninguna preparación. libro se creó con la intención de que tanto la gestante como sus acompañantes estén preparados para este gran día. ¡El mejor momento para prepararse para el parto es AHORA!!!

Por lo general, cuando hablamos de **clases de parto**, las personas tienen una idea que esto significa socializar con otras parejas embarazadas, hacer respiraciones extrañas, ver varios videos de parto, todo esto tirado en un colchón en el suelo. Sin embargo, la preparación para el parto debe ser mucho más que esto.

Por otra parte, nuestra percepción del parto está totalmente distorsionada debido a la influencia de programas de televisión y películas de cine. Estamos siendo influenciados por nuestro medioambiente social y cultural, haciéndonos pensar en que el proceso del parto se inicia cuando rompemos fuente (aguas); pensando que rápidamente corona la cabeza del bebé; y hay que tirarse a parir en la primera esquina; todo esto a gritos; donde en el final el resultado es un bebé todo ensangrentado. Y ni se diga los cuentos de horror de familiares, amigos y hasta desconocidos.

No es de extrañar que muchas gestantes lleguen al día del parto llenas de temor; muchas veces sin ni siquiera reconocer las señales reales de parto, ni los procedimientos comunes que se llevan a cabo durante este proceso; y mucho menos del post parto ni el cuidado del bebé.

Las gestantes son mucho más que un cuerpo con una barriga; las gestantes son seres humanos con sentimientos. Como la gestante se siente acerca del parto está estrechamente relacionado con cómo esta experimentará este proceso.

Los objetivos de este libro son:

- Preparar a la gestante, tanto física como emocionalmente, para este evento
- Romper las barreras y mitos negativos hacia el parto
- Reducir el miedo y la tensión hacia el parto
- Ayudar a la gestante a confiar en su cuerpo
- Ayudar a la gestante a crear su propio **plan de parto**
- Que la gestante, y quienes esta decida que la acompañen en su parto, disfruten y celebren de este gran acontecimiento

Mitos acerca del parto

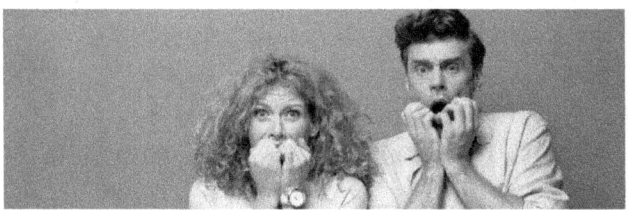

Tanto la gestación como el parto deben ser momentos de júbilo y celebración. Sin embargo, la actitud de la sociedad hoy en día es de tratar estos momentos tan preciados como una enfermedad o una complicación médica. Un ejemplo son nuestras salas de parto; la mayoría viéndose solitarias y depresivas; donde el ambiente lo menos que tiene es de celebración. Esto a su vez trastorna el evento de celebración...este milagro de vida...en un momento de ansiedad, miedo y dolor. No es de extrañar que tantas parturientas enfrentan el parto con tanto miedo y temor.

En nuestra sociedad de asocia el parto con historias de horror...

- ❖ Donde por lo general se exagera el dolor
- ❖ Se pinta a la pareja como un inútil, bueno para nada
- ❖ Se nos presenta el dolor de parto como uno intolerable
- ❖ Los partos por lo general terminan en una emergencia
- ❖ Se piensa en una persona gestante gritando descontrolada siendo llevada a toda carrera a sala de parto
- ❖ La gestante en agonía no puede parir a su bebé
- ❖ El rol del médico es salvar a la gestante de la agonía del parto

Sin embargo, hay muchas culturas donde no se ha medicalizado el parto; y las parturientas no enfrentan el parto con los mismos temores que se han infundido en nuestra sociedad; y en su lugar, sus expectativas del parto es que el parto es fácil; y por lo general, así lo es. Al eliminar estos mitos y miedos infundados por la sociedad, todas pueden experimentar un buen proceso de parto.

Escogiendo al Pediatra

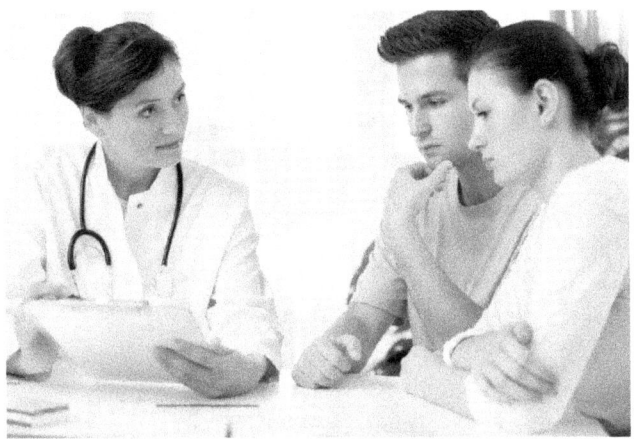

El escoger al pediatra de antemano al parto es una tarea que la gestante y su pareja deben hacer mucho antes de que nazca el bebé. Hay que tener en cuenta que una vez nace el bebé, este ya no es responsabilidad ni del médico obstetra ni de la partera; sino del pediatra. Se recomienda visitar a varios pediatras de antemano, antes de seleccionar el más compatible. En esa visita inicial es bueno discutir con el pediatra su punto de vista en temas como la lactancia, dormir con el bebé (colecho), circuncisión, retracción del prepucio, aretes, vacunas, horario de visita, emergencias, etc.

Necesidad de Anidar

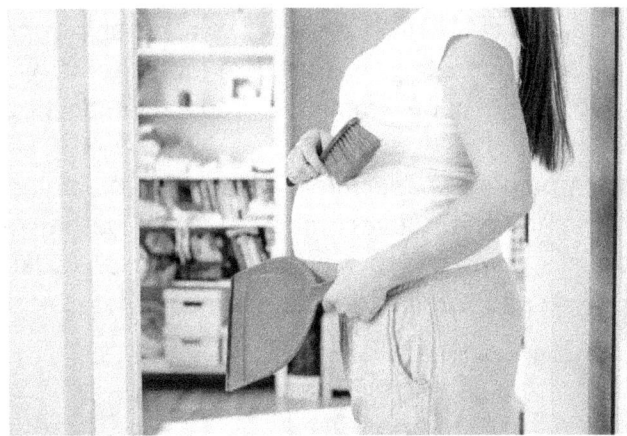

Ya cerca del parto a muchas gestantes le entra un soplo de energía, que las pone a preparar el hogar para la llegada del bebé...desde abastecerse de compra, reorganizar toda la casa, la nevera, los anaqueles, limpiar literalmente todo, etc. A algunas gestantes la necesidad de anidar comienza aun meses o semanas antes de que el parto comience. Entre las recomendaciones que se les dan a las gestantes están:

Asegurarse que tiene todo lo necesario para la llegada del bebé—Esto incluye ropa, pañales, sabanitas, asiento para el auto, etc.

Preparar alimentos de antemano—Hay que tener en cuenta que las primeras semanas del bebé la familia entera se encuentra en un periodo de ajuste al nuevo bebé. Es de gran ayuda para esos primeros días tener comida lista, que solo se tenga que calentar. Muchas aprovechan y cocinan porciones adicionales, y luego las congelan, de forma de tener comida casera disponible una vez llegue el bebé.

La necesidad de anidar es compartida—Se recomienda que la pareja se envuelva en el proceso de preparación para la llegada del bebé. Esto no es solo armar la cuna; sino también ir de compras, y escoger juntos todo lo necesario para el bebé, limpieza y preparación del hogar, etc.

Sacar tiempo para apapacharse—Parte del anidamiento es sentirse una bien. Se recomienda hacer cosas que a una le guste, como una manicura o pedicura, un facial, un recorte o peinado, una sesión de masaje prenatal, etc.

Empacando para el Hospital

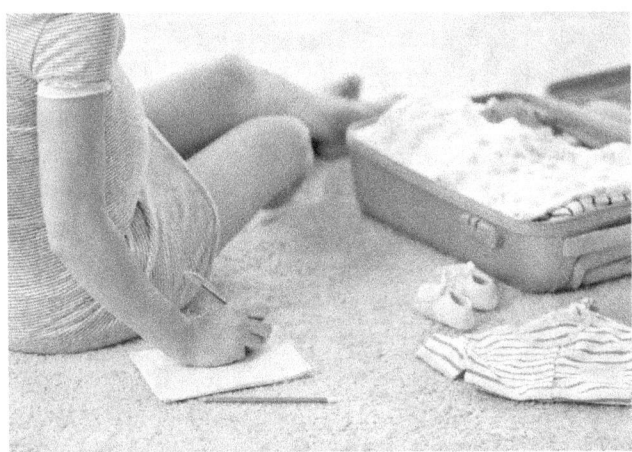

Siempre sucede, que cuando nos vamos de fin de semana o de vacaciones, siempre se nos olvida traer algo; pues lo mismo sucede cuando empacamos para la estadía en el hospital. Por eso se recomienda:

- ❖ Hacer una lista de todo lo que se pudiese necesitar
- ❖ Comunicarse con el hospital para ver qué cosas ellos proveen (la mayoría no provee ni almohada, ni frisa, ni artículos de higiene, ni toallas, ni toallas sanitarias, ni toallitas para limpiar al bebé, etc.)
- ❖ Algunos hospitales no permiten ni tomar fotografías ni película con el teléfono; así que hay que considerar llevar cámara desechable.
- ❖ Pensar en las cosas que se utilizan todos los días (cepillo de dientes, pasta de dientes, cepillo de pelo, desodorante, maquillaje, etc.
- ❖ Tener en cuenta empacar para el acompañante durante el parto o durante la estadía en el hospital (cambio de ropa, cepillo de diente, etc.)

- ❖ Incluir en la maleta el **plan de parto**
- ❖ Verifica la lista con otras amigas o familiares para ver si falta algo

NOTA: Se recomienda dejar la maleta en el baúl del carro en el momento del parto; para sala de partos se puede llevar un bulto pequeño con sólo lo que utilizaremos en sala de parto. El acompañante o un familiar puede buscar y traer la maleta, una vez pasen a la recién parida a su habitación. En aquellas salas de parto donde funcionan como centro de maternidad (la persona permanece en su estadía donde mismo pare), esta recomendación no aplica.

Lo ideal es ya ir preparando la maleta para el hospital alrededor de la semana 35 de embarazo, de forma que no tengas que estar preparándote a última hora (una vez ya empiezan las contracciones).

Documentos que debemos llevar al hospital—Sí es posible, se recomienda ponerse en contacto con el hospital donde se dará a luz, para hacer la preadmisión. También es recomendable visitar el hospital donde se va a parir previo al parto. Muchos hospitales ofrecen charlas y guías para las gestantes, de forma que estas conozcan sus facilidades y servicios. Entre los documentos que se deben llevar al hospital están: (1) copia del plan de parto; (2) copia de los papeles de admisión (o copia del récord medico); (3) tarjeta de plan médico.

Ropa para Sala de Parto—El hospital usualmente provee la bata de maternidad, y la ropa desechable para los acompañantes (muchas veces hay que comprar la ropa para los acompañantes $$$). En adición, se recomienda que lleven:
- Medias
- Sandalias
- Gomas o hebillas para sujetar el cabello
- Bola de tenis o rodillo de masajes
- Bolsa caliente o almohadilla térmica ("heating pad")
- Aceites esenciales
- Remedios homeopáticos
- Meriendas para los acompañantes
- Almohada (opcional)
- Frisa (opcional)
- Afirmaciones y visualizaciones de parto
- Chocolatitos para el personal del hospital (
- Cámara fotográfica (muchos hospitales exigen que la cámara sea desechable)
- Música

Para tu estadía en el hospital se recomienda:
- 2-3 batas de dormir
- Ropa interior
- Almohada
- Frisa
- Jabón de bañarse
- Cepillo de dientes
- Desodorante
- Champú y acondicionador
- Maquillaje

Para la lactancia:
- Crema para los pezones
- Sostén de lactar
- Ropa de lactar
- Toallitas para recoger la leche

Para el posparto:
- Ropa interior
- Toallas sanitarias posparto
- Ropa interior desechable (opcional)
- Espray para aliviar el perineo

Para el bebé:
- Ropa para sacarlo del hospital
- Sabanita
- Medias
- Asiento protector

NOTA: Muchas veces el hospital provee ropita y pañales desechables para usarse durante la estadía. Otros prefieren que los padres traigan su propia ropa y pañales. Se recomienda hablar de antemano con el hospital de antemano a ver cuál es su preferencia.

II. Exámenes médicos en el tercer trimestre de gestación

Examen pélvico

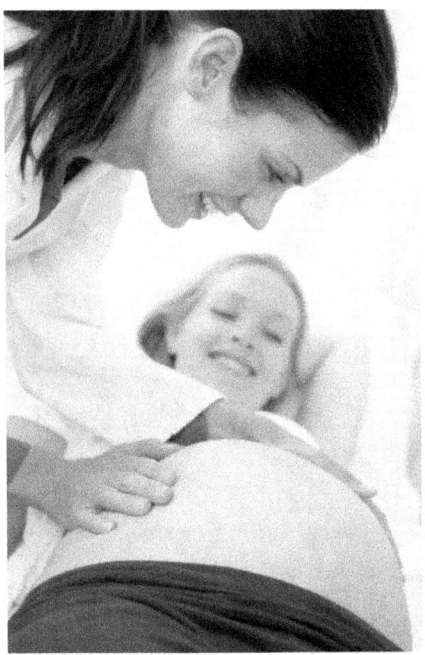

El examen pélvico consiste en el examen que se hace de forma vaginal, ya sea por el médico, enfermera o partera; donde quien hace la evaluación determina el borramiento y dilatación de la cérvix, como también la estación y posición del bebé. Usualmente se hace yara para las últimas semanas de gestación.

Usualmente, en la primera visita prenatal, el médico o partera hace un examen pélvico inicial, donde también usualmente se hace la prueba de Papanicolau. Luego no se vuelven a hacer exámenes pélvicos hasta el final del embarazo (semana 35-37 de gestación), donde usualmente se hace la prueba para estreptococo grupo B.

Una de las razones porque no se hacen antes de las 35 a 37 semanas de gestación, es que el examen pélvico aumenta los riesgo de infección vaginal, y como también aumenta la posibilidad de ruptura prematura de las membranas. Ya al final de la gestación tampoco es necesario hacer exámenes pélvicos en cada visita.

El propósito de los exámenes pélvicos al final del embarazo, o durante el parto es el de evaluar:

Dilatación—Esto es cuanto se ha "abierto" la cérvix (10 centímetros es la medida mayor).

Madurez de la cérvix—Si la cérvix está "dura", esto significa que no ha borrado; si está blanda es que se está borrando.

Borramiento—Esto es cuan delgada está la cérvix. La cérvix es como un embudo que mide alrededor de 2 pulgadas (3 centímetros) de largo. A la vez que la cérvix se ablanda y se pone delgada; esta también se hace más corta. Por ejemplo, el estar borrada 50% es que ahora la cérvix está como de una pulgada de largo (2 centímetros).

Estación—La estación se relaciona a la posición de la cabeza del bebé en la pelvis. Esta se mide en + (más) y en – (menos). Por ejemplo, un bebé que está en la estación 0, está ya comprometido en la pelvis; un bebé que se encuentre en un número negativo está flotando; y un bebé que esté en un número positivo está casi por nacer.

Posición del bebé—El médico o partera se deja llevar por las líneas de sutura en el cráneo del bebé, para determinar en qué dirección está la cabeza del bebé (esto usualmente se hace el día de parto, ya que verificar la posición del bebé de esta manera antes del parto puede causar rompimiento de membranas.

Posición de la cérvix—La cérvix se mueve desde estar posterior (bien atrás en el cuerpo) hacia estar anterior (bien al frente).

Entre los riesgo del examen pélvico está el riesgo de infección; ya que aun con guantes estériles, si hay una bacteria en el canal vaginal, esta puede ser "empujada" hacia la cérvix durante el examen pélvico. También se aumenta el riesgo de rompimiento prematura de las membranas (romper fuentes o aguas), debido a la presión que hace el chequeo pélvico sobre la cérvix. Aun durante el trabajo de parto, se recomienda que se mantengan los exámenes pélvicos al mínimo, de forma de disminuir el riesgo de infección.

Por otra parte, muchos médicos y parteras aprovechan el momento del examen pélvico para barrer las membranas, lo que constituye en separar el saco amniótico de la cérvix, lo cual estimula a la producción de prostaglandinas, que irritan la cérvix, causando que esta se contraiga.

NOTA: Un examen pélvico no puede determinar ni predecir ni cuando el bebé va a nacer, ni si el bebé va a caber o no por la pelvis.

Estación fetal

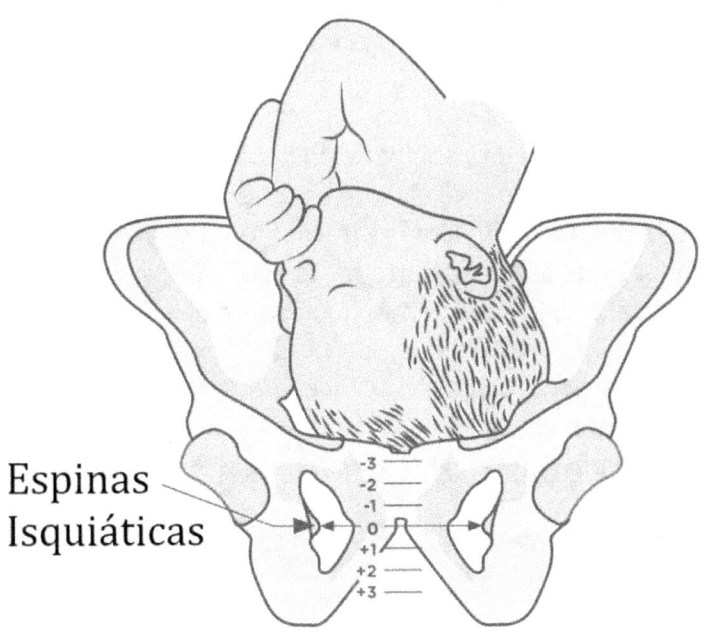

La estación fetal es una medida que se ofrece en relación con donde se encuentra el bebé en la pelvis. Cada estación fetal se define tanto en números negativos (dentro del útero), como positivos (ya en el canal de parto). La diferencia entre los números es equivalente a centímetros.

Tanto los obstetras como las parteras identifican la posición del bebé siguiendo una escala. Por ejemplo:

Estación fetal -5—Significa que el bebé se encuentra "flotando" en el vientre; pudiéndose mover libremente, y rotarse. El bebé puede estar tanto de cabeza como de nalgas.

Estación fetal -3—El bebé ya se encuentra en la posición de cabeza. Usualmente el bebé ya está en esta estación entre la semana 32 y 36 de gestación (aunque hay ocasiones que esto no ocurre hasta el día de parto). La cabeza del bebé se encuentra justo sobre el hueso pélvico.

Estación fetal 0—El bebé ha descendido al punto que su cabeza se encuentra en la parte inferior de la pelvis. Es cuando se dice que el bebé está "encajado" en la pelvis.

Estación fetal +5—Es cuando ya la cabeza del bebé es visible, y está coronando.

Borramiento de la cérvix

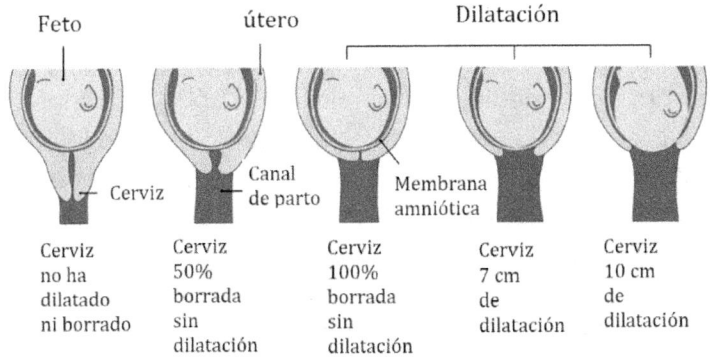

La cérvix juega un rol importante, tanto durante el embarazo como durante el parto. En el embarazo la cérvix es larga, gruesa y cerrada; es así para mantener al bebé en útero seguro, mientras este se desarrolla. La cérvix está cerrada por el tapón mucoso, el cual previene que nada entre al útero, y cause una infección. La mayoría de las veces, en especial en todo lo relacionado al parto, se le da mucho énfasis a la dilatación de la cérvix, y no al borramiento de la cérvix. Sin embargo, tanto el borramiento de la cérvix como la dilatación trabajan a la par.

Para el bebé poder pasar por el canal de parto, primero la cérvix tiene que pasar por unos cambios; el primero siendo el borramiento de la cérvix. Borramiento significa "retirar" o "eliminar" algo. En muchos casos, ya sea durante el embarazo, o durante el parto, la cérvix debe "borrarse", es decir, esta se pone más corta, más delgada, y prácticamente se desaparece, de forma que el parto progrese.

Tanto los obstetras como las parteras describen el borramiento en porcentajes. Por ejemplo, la cérvix mide unos 3 centímetros de largo y de grosor cuando está en 0% borramiento. Una vez se llega a 50% borramiento, esto significa que la cérvix está a la mitad de esta medida (centímetro y medio); y si se encuentra 100% borrada, significa que el borramiento está completo, y solo falta dilatar por completo para comenzar la segunda fase del parto (fase expulsiva o de pujo).

El borramiento puede ocurrir o antes de irse de parto, antes de dilatar, o junto con la dilatación. En las gestantes primerizas, usualmente el borramiento ocurre antes que la dilatación (a veces semanas antes del parto). También hay partos donde el borramiento y la dilatación comienzan una vez comienza el trabajo de parto. Por lo general el borramiento comienza una vez el bebé se "encaja" en la pelvis, haciendo presión sobre la cérvix, y esta comienza a borrarse y a ponerse más delgada.

Ya al final del tercer trimestre, el medico obstetra o la partera comienza con los exámenes o chequeo pélvico (examen vaginal); y con esto predecir cuan cerca la gestante está del parto (según el estado de la cérvix). Sin embargo, hay gestantes que tienen 100% borramiento, y todavía puede estar semanas para parir, mientras otras están en 0% borramiento, y paren al otro día. Una vez comience el trabajo de parto, las contracciones comienzan a estirar y borrar la cérvix (si no ha ocurrido previo a que comience el trabajo de parto). En las gestantes primerizas, el trabajo de parto suele durar más, debido a que estas suelen borrar antes de comenzar a dilatar.

Una vez la cérvix esté 100% borrada y la dilatación esté en 10 centímetros comienza la segunda fase de parto, que es la fase de expulsivo o pujo.

No hay un momento "ideal" de cuando esto debe ocurrir. Cada gestante es diferente. Sin embargo, sí hay tecnicas que ayudan a que la cérvix borre más rápido:

- Movimientos y ejercicios prenatales
- Caminar
- Tecnicas de relajación
- Relaciones intimas
- Comer piña
- Aceite de Onagra

Aunque solo un examen pélvico hecho por el obstetra o la parte puede determinar si la cérvix ha comenzado a borrar; la gestante puede tener idea de que el proceso comenzó reconociendo varias señales, como presión en el área pélvica, botar el tapón mucoso, o ver un poco de manchado en la ropa interior.

NOTA: Las contracciones de Braxton Hicks, aunque no son contracciones de parto, y no dilatan, si ayudan a suavizar la cérvix.

A veces el borramiento y la dilatación no ocurren por sí solas, y el obstetra o la partera tienen que intervenir y "ayudar" para que comience el proceso (lo que se conoce como inducción de parto.

Barrer membranas—Esto significa que el obstetra o partera, durante el examen pélvico, puede separar un poco las membras de la parte baja del útero, de forma que se liberen prostaglandinas de forma natural. Esto puede hacerse en la misma oficina del médico o partera, sin necesariamente que comience el parto.

Prostaglandinas—Esto es el uso de medicamentos que se colocan dentro de la vagina/cérvix, que ayudan a madurar (suavizar) la cérvix. Este procedimiento se hace en el hospital.

Catéter—esto es un instrumento parecido a un sorbeto con un "globo" al final; que se introduce en la cérvix para ayudarla a expandir suavemente (hasta 3 centímetros de dilatación). Este procedimiento se hace en el hospital.

Laminaria—Es una sustancia que absorbe líquido y ayuda a que la cérvix se expanda lentamente. No es un procedimiento común.

Dilatación de la Cérvix

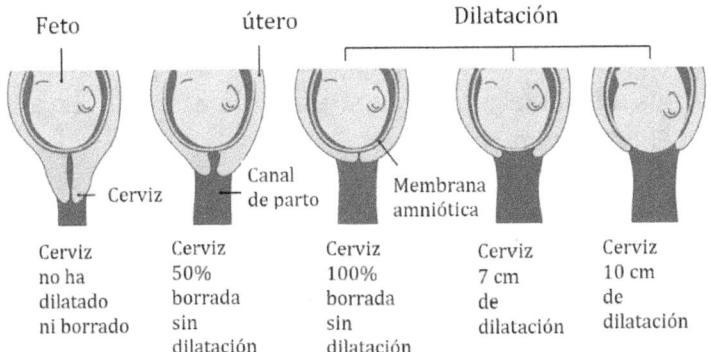

En una gestación saludable, la cérvix permanece cerrada hasta tarde en el tercer trimestre de gestación. Ya en esta etapa, el bebé comienza a encajarse en la pelvis, poniendo presión en la cérvix, causando que se borre, y luego dilate, en preparación para el parto. Una vez comienza el trabajo de parto, las contracciones ayudan a que la cérvix se dilate hasta 10 centímetros, permitiendo así que el bebé entre en el canal vaginal, y eventualmente nazca. La dilatación de la cérvix se mide en centímetros (la cérvix se tiene que dilatar de 0 centímetros a 10 centímetros para que el bebé pueda nacer.

Por lo general no se hace ningún examen pélvico (examen vaginal) hasta luego de la semana 35 de gestación, donde se hace la prueba de **Estreptococo Grupo B.** La mayoría de los obstetras y parteras esperan hasta luego de la semana 37 de gestación para examinar si la cérvix está borrando y dilatando. Hay diferentes graficas que muestran la comparación con artículos que conocemos para que entendamos como está la medida de la cérvix. Por ejemplo, un centímetro se compara a un circulito de cereal ("Cheerio"), mientras que 10 centímetros se comparan a una rosquilla de pan ("baguel")

NOTA: El haber comenzado a dilatar no necesariamente es señal de que estamos de parto, o que estamos cerca de que el parto comience.

Estreptococo Grupo B

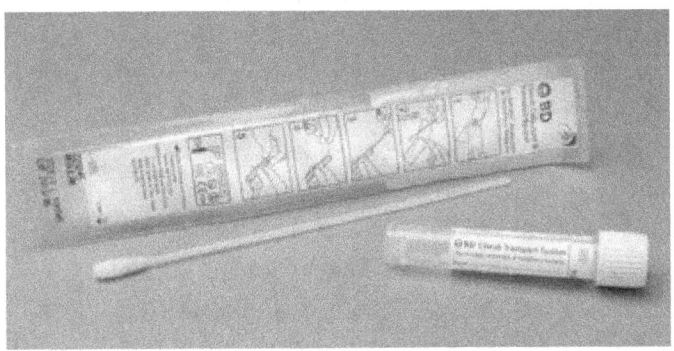

El Estreptococo Grupo B también se conoce como "Beta Strep" o "GBS", es una bacteria que vive dentro de los humanos. Un 25% de las gestantes tienen consigo esta bacteria sin ni siquiera saberlo. Esta bacteria no causa enfermedad, ni tampoco es transmitida sexualmente. Sin embargo, esta bacteria puede causar riesgos a la salud del bebé. Un 98% de los bebés nacidos de personas positivas al GBS no se infectarán si se tratan adecuadamente con medicamentos. De los que sí se infectan, pocos tendrán problemas cuando se tratan con medicamentos. Existen dos tipos de infecciones que los bebés pudiesen tener:

- ❖ **Infección temprana**—ocurre durante las primeras 6 horas de vida del bebé. Puede causar inflamación en los pulmones, espina dorsal o cerebro del bebé.
- ❖ **Infección tardía**—ocurre luego del séptimo día del bebé. Por lo general, la infección no la recibe a través de la parturienta; sino al infante estar en contacto con otros portadores de GBS, incluyendo el personal del hospital. El riesgo mayor de una infección tardía es la meningitis.

Durante el parto, al bebé pasar por el canal de parto, se pone en contacto con la bacteria, siendo más alta la posibilidad de desarrollar GBS. Para prevenir este tipo de infección, si la persona ha dado positivo a la bacteria durante gestación, entonces se le trata con antibióticos durante el parto. De la gestante no haberse hecho los laboratorios para el GBS previo al parto, se tratará si muestra factores de riesgo tales como: rompió membranas por más de 18 horas, fiebre de 100.4 grados o más, menos de 37 semanas de gestación.

Cuando el bebé se "encaja" en la pelvis

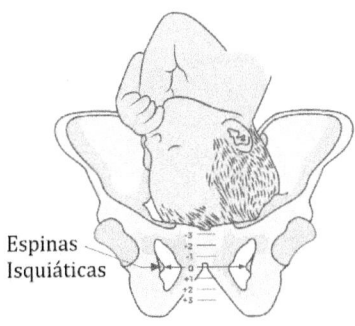

Aunque el hecho de "encajarse" pareciera ser algo negativo; aquí es cuando se refiere que el bebé se ha movido hacia abajo, lo cual es un proceso gradual. A esto se conoce como Estación 0. La gestante puede notar que el bebé se ha "encajado" en la pelvis cuando:

- ❖ Respira mucho mejor
- ❖ Siente presión en la pelvis
- ❖ Siente ganas de orinar con más frecuencia
- ❖ Puede comer más cantidad de comida
- ❖ Ya no siente acidez
- ❖ Dolor en la pelvis
- ❖ Mayor flujo vaginal
- ❖ La barriga se ve mucho más baja
- ❖ Se sienten más contracciones de Braxton Hicks

NOTA: El bebé se puede "encajar" en la pelvis, desde semanas, hasta el mismo día de parto. Sin embargo, hay cosas que la gestante puede hacer para ayudar a que el bebé se "encaje" en la pelvis, tales como caminar, hacer ejercicios de cuclillas, o ejercicios para "abrir" la pelvis.

III. Preparándose para un buen parto

El Plan de Parto

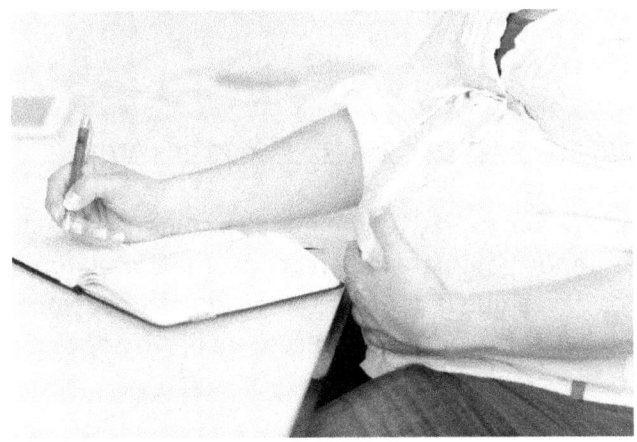

Una vez la gestante se ha educado para el parto, ya sea a través de las **clases de parto**, lectura, videos, etc., ya esta puede tener una idea clara de sus preferencias para el parto, que van desde decidir qué técnicas de manejo de dolor desea utilizar, hasta quienes desea que la acompañen en el parto. El plan de parto NO es un contrato; más bien es una herramienta de comunicación que sirve para comunicarse, no solo con el obstetra o partera, sino también con la pareja, y con las otras personas que van a acompañar en el parto.

Hay personas que no escriben un plan de parto en lápiz y papel, sino que le comunican verbalmente a su médico o partera, y acompañantes de parto, sus deseos para el momento del trabajo de parto y parto. Otras lo escriben en un papel; mientras otras lo hacen más formal, y piden que el médico o la partera lo firmen o lo endosen, y lo coloquen en su récord médico. Y mientras que le ofrecemos varios ejemplos de planes de parto (y hay muchos más que se pueden conseguir en el Internet), lo ideal sería crear el de uno propio.

Cosas que se pueden incluir en el Plan de Parto:

Filosofía de parto—Se recomienda es comenzar con lo que es más importante para la persona; como por ejemplo, quienes desea que la acompañen en el parto; opciones de manejo del dolor; opciones en caso de parto por cesárea, etc.

Ambiente de parto—Mientras que en el parto en casa se puede crear un ambiente al que ya se le es familiar; en el hospital es mucho más difícil controlar el ambiente. Sin embargo, sí se puede controlar la música, las luces, los olores, vestimenta, acompañantes, posiciones, etc.

Monitor fetal—Hay muchos hospitales que no dan opción al uso del monitor fetal, siendo la única opción el **monitoreo fetal constante,** versus el **monitoreo fetal intermitente.** Sin embargo, se puede hablar de esto con el obstetra o partera; y de otras opciones de monitoreo fetal, como **telemetría,** o el **monitor fetal interno.**

Técnicas naturales para el manejo del dolor—Es importante que en especial los acompañantes conozcan que tecnicas de manejo del dolor para utilizarlas durante el trabajo de parto.

Medicamentos para el manejo del dolor—Se recomienda hablar con el obstetra sobre cuales opciones medicas hay disponibles para el manejo del dolor (narcóticos, anestesia epidural, anestesia espinal); y acordar cual es la posición de la persona ante estas alternativas.

Plan alterno—A veces las cosas no salen como se planifican; y por esto es bueno discutir de antemano que otras alternativas se desean o hay disponibles.

Cuidado del bebé—Una vez nace el bebé hay alternativas como el que permitan el contacto piel-a-piel dentro de la primera hora; dar el pecho antes de que se le hagan los procedimientos de rutina; alojamiento en conjunto; baño del bebé; procedimientos de rutina; vacunas, etc.

Alimentación del bebé—Es importante hablar de antemano sobre los deseos de la persona de cómo va a alimentar a su bebé; ya sea pecho o formula.

El plan de parto es una lista de cosas que la gestante desea para su parto. Esto no solo ayuda al personal médico y del hospital a ayudar a la parturienta en el momento del parto; sino que también ayuda a que la pareja y otros acompañantes puedan brindar mejor apoyo durante el parto. El plan de parto puede ser escrito o visual.

Hay que tener en cuenta que existen profesionales de la salud que no les hace mucha gracia los planes de parto (se ponen a la ofensiva); pensando que las gestantes que llevan plan de parto son personas problemáticas (o que la doula metió ideas locas en su mente). Sin embargo, el plan de parto es importante para que la persona logre el parto que desea.

El plan de parto es para que la gestante anote sus preferencias, antes de que nazca el bebé, de forma que el día de parto, de ocurrir algún evento, tanto la gestante como sus acompañantes puedan tomar una decisión informada.

Como muchas veces el plan de parto escrito resulta intimidante; muchas gestantes han encontrado que el **plan de parto visual** es mucho más amigable para aquel profesional reacio a los planes de parto; ya que es simple, claro, y fácil de entender.

NOTA: Nuestro plan de parto fue creado para guiar a la gestante en aquellos temas que son importantes que esta discuta con su equipo médico; ya sea que se prefiera un parto natural no medicado, o un parto medicado (anestesia epidural, etc.). Existen muchas opciones para el parto. El considerar todas estas áreas apodera y ayuda a preparar a la gestante para un mejor parto; como también para que esta tenga una mejor comunicación con su médico o partera. Se recomienda presentarle este plan de parto al médico obstetra, partera, enfermera partera, doula, hospital, centro de maternidad, pareja, y a todos los que vayan a estar en el parto.

PREPARTO

[ ] Mientras mi bebé este saludable, prefiero que no se me induzca el parto ante de mi fecha estimada de parto

[ ] Mientras mi bebé este saludable, prefiero que se espere entre 10 a 14 días después de mi fecha estimada de parto

[ ] Quiero discutir la opción de inducción de parto antes de llegar a mi fecha estimada de parto

[ ] Quiero que mi obstetra y/o partera pida mi opinión directamente en todo lo que afecte directamente mi parto, antes de desviarse de mi plan de parto

[ ] Prefiero que no se me examine vaginal hasta que me vaya de parto

[ ] Prefiero que solo se me examine vaginal cerca de mi fecha de parto

[ ] Durante el parto, prefiero que no se rompan mis membranas, a menos que sea una situación de emergencia

[ ] Durante el parto, prefiero que se mantengan los exámenes vaginales a un mínimo

[ ] Si al llegar al hospital, tengo menos de 4cm de dilatación, quisiera discutir con mi medico la opción de irme a casa

INDUCCION

[ ] Estimulación de pezones

[ ] Caminar

[ ] Productos herbales

[ ] Enema

[ ] Aceite de castor

[ ] Quiropráctico

[ ] Acupuntura

[ ] Relaciones sexuales

[ ] Barrer las membranas

[ ] Prostaglandina

[ ] Pitocina

[ ] Romper membranas

AMBIENTE DE PARTO

[ ] Una vez llegue al hospital, prefiero tener a mis acompañantes conmigo todo el tiempo

[ ] No quiero residentes ni estudiantes en mi parto

[ ] Usar bola de parto

[ ] Usar piscina de parto

[ ] Usar silla de parto

[ ] Usar barra de parto para parir en cuclillas

[ ] Luces bajas

[ ] Deseo que las que las personas presentes hablen bajo (silencio)

[ ] Deseo música

[ ] Deseo utilizar ropa de hospital

[ ] Deseo utilizar mi propia ropa

[ ] Deseo no utilizar ropa durante el parto

[ ] Deseo tener un televisor en la sala de parto

[ ] Deseo tener DVD en la sala de parto

[ ] Deseo tener audífonos durante mi parto

[ ] Deseo que mi parto sea fotografiado

[ ] Deseo que mi parto sea filmado/grabado

[ ] Deseo utilizar mis espejuelos o lentes de contacto, a menos que sea necesario removerlos por razones medicas

MANEJO DE DOLOR

[ ] Solo ofrezcan medicamentos si yo lo solicito

[ ] Sugiéranme opciones de medicamentos para el manejo de dolor si me ven que no estoy manejando bien el dolor

[ ] Por favor discutan que opciones medicas de manejo del dolor tengo

[ ] Técnicas de respiración

[ ] Técnicas de distracción

[ ] Hipnoparto

[ ] Acupresión

[ ] Masaje

[ ] Visualización

[ ] Terapia de color

[ ] Relajación guiada

[ ] Ducha o baño caliente

[ ] "Walking" epidural

[ ] Epidural clásica

[ ] Sedantes/Narcóticos

[ ] Deseo poder caminar y moverme durante el parto

[ ] Deseo poder hacer sonidos de vocalización durante mi parto

MONITOREO FETAL

[ ] Monitor fetal continuo

[ ] Monitoreo fetal intermitente

[ ] Monitor interno

[ ] Monitor de telemetría

[ ] Doppler

ETAPA DE PUJO

[ ] Mientras mi bebé y yo nos encontremos saludables, prefiero no tener un límite de tiempo en el pujo

[ ] Si el pujo lleva más de varias horas, estoy abierta a recibir intervención medica

[ ] Pujar en cuclillas

[ ] Pujar semirreclinada

[ ] Pujar en manos y rodillas

[ ] Pujar en el inodoro

[ ] Pujar parada

[ ] Pujar recostada de lado

[ ] Pujar como mejor me sienta ese día

[ ] Prefiero no tener episiotomía aun con el riesgo de desgarre (a menos que haya una emergencia médica)

[ ] Prefiero una episiotomía

[ ] Deseo que se me aplique aceite en el área del perineo

[ ] Deseo masaje en el área del perineo

[ ] Deseo que se me permita respirar apropiadamente mientras el bebé corona

[ ] Si es posible, deseo que los hombros y el resto del cuerpo del bebé nazcan de forma espontanea

[ ] Deseo que se utilice anestesia local para reparar un desgarre o episiotomía

[ ] Deseo ver el parto con un espejo

[ ] Me gustaría tocar la cabeza de mi bebé mientras corona

[ ] Me gustaría poder sacar yo misma a mi bebé

[ ] Me gustaría que mi pareja pudiera sacar al bebé

[ ] Deseo que el doctor o partera saque a mi bebé

[ ] Por razones espirituales o religiosas, deseo que la sala de parto este totalmente silenciosa durante el nacimiento de mi bebé

[ ] Si mi bebé es saludable, me gustaría poder lactarlo inmediatamente luego del parto

[ ] Durante el nacimiento de la placenta, deseo que se espere a que e cordón umbilical pare de pulsar antes de pinzarlo y cortarlo.

[ ] Deseo que mi pareja corte el cordón umbilical

[ ] Voy a almacenar las células madre del cordón umbilical

[ ] Deseo parir la placenta de forma espontánea sin uso de Pitocina

[ ] Deseo que se utilice Pitocina de forma rutinaria

[ ] Deseo llevarme la placenta

PROCEDIMIENTOS EN EL BEBÉ

[ ] Deseo que los procedimientos de rutina se hagan después de haber lactado a mi bebé

[ ] Deseo que todos los procedimientos de rutina en mi bebé se hagan en mi presencia

[ ] Deseo que todos los procedimientos de rutina en mi bebé se hagan de inmediato

[ ] Deseo que se atrase la administración de antibióticos en el área de los ojos de mi bebé hasta que lo haya lactado

[ ] No deseo que se le administre antibióticos en el área de los ojos al bebé (puedo firmar un relevo si es necesario)

[ ] Deseo que se le administre vitamina K de forma oral

[ ] No deseo que se administre al bebé vitamina K

[ ] No deseo que se vacune al bebé de hepatitis B

[ ] Deseo que se vacune al bebé de hepatitis B

[ ] Deseo que se bañe a mi bebé de forma rutinaria

[ ] No deseo que se bañe a mi bebé

[ ] No deseo circuncidar a mi bebé

[ ] Deseo que mi bebé sea circuncidado

[ ] Deseo que se le haga la prueba rutinaria de PKU luego de 24 horas

[ ] Haremos las pruebas del PKU luego del alta

[ ] Mi bebé será exclusivamente lactado

[ ] Mi bebé será exclusivamente alimentado con formula

[ ] Deseo que se me oriente de lactancia

[ ] Deseo recibir ayuda en lactancia de una IBCLC

[ ] Deseo usar bobo

[ ] Deseo usar mamadera

[ ] Deseo extraerme la leche para mi bebé

[ ] Deseo alojamiento en conjunto con mi bebé

[ ] Deseo alojamiento en conjunto parcial (que mi bebé se quede en la sala de recién nacidos en la noche)

[ ] Deseo que mi bebé se quede en la sala de recién nacidos durante mi estadía en el hospital

ESTADIA EN EL HOSPITAL

[ ] Que sea lo más corta posible

[ ] Que sea lo más larga posible

[ ] Deseo habitación privada

[ ] Deseo que mi pareja se quede conmigo

[ ] Deseo que mis otros hijos puedan visitarnos

[ ] Deseo privacidad y limitar las visitas

[ ] Deseo que todo el que quiera me visite

Preparando la mente para el parto

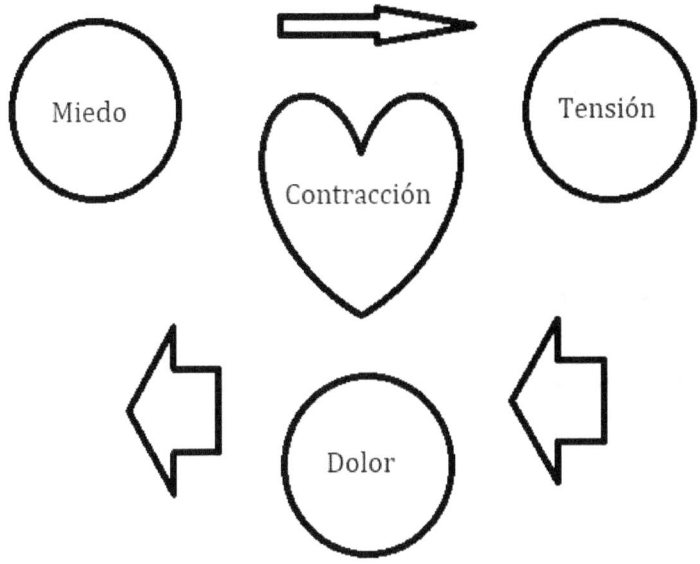

La mente puede influenciar grandemente como la parturienta va a manejar el dolor de parto. Por ejemplo, la gestante que se enfrenta al parto con mucho miedo o tensión va a experimentar mucho más dolor que la que va relajada. A esto se le conoce como el **ciclo de "Miedo-Tensión-Dolor"** (teoría Grantley Dick-Read). Cuando la parturienta se trinca durante las contracciones, esta experimenta más dolor, y el dolor causa más miedo. Para "romper" este ciclo, se pueden poner en práctica diferentes tecnicas de manejo de dolor natural (y en algunos casos, manejo del dolor medico).

Entre las tecnicas naturales para el manejo del dolor de parto están:

- ❖ Llorar (libera tensión)
- ❖ Vocalizar (libera tensión)
- ❖ Dormir (si las contracciones así lo permiten)
- ❖ Baño caliente (o compresas calientes)
- ❖ Masaje
- ❖ Masaje de contrapresión
- ❖ Respiración controlada
- ❖ Movimientos
- ❖ Uso de medicamentos.

NOTA: Cada persona es individual, y lo que le funciona a una puede que no le funciona a la otra. Es importante que las gestantes conozcan todas opciones de manejo del dolor que tienen a su alcance (tanto las no medicas como las medicas).

Ejercicios para preparar cuerpo para el parto

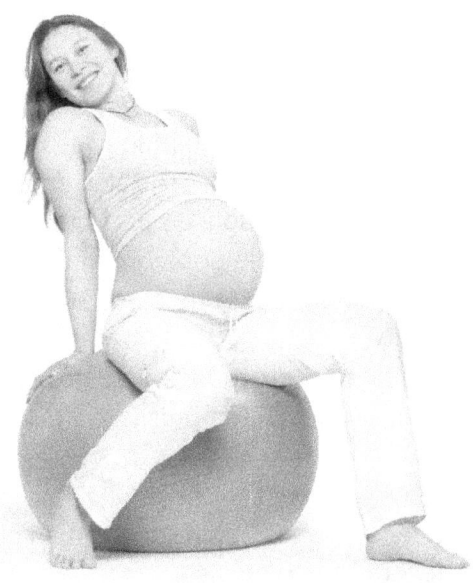

Los ejercicios prenatales ayudan a preparar la pelvis para el parto; como también para que el bebé se coloque en la posición optima (LOA o izquierda occipital anterior). ¡El mejor momento para comenzar los ejercicios es AHORA! Claro está, con el visto bueno del médico.

Mejores ejercicios para el parto:

Caminar—Se recomienda caminar al menos 30 minutos al día; preferiblemente al aire libre, de forma que se reciba aire fresco, y se disfrute de la naturaleza.

Sentarse en la bola de parto—Cuando la gestante se sienta en la bola de parto, se está fortaleciendo su núcleo, y estabilizando la pelvis. La bola de parto también ayuda a que el bebé se acomode en la posición óptima. Se recomienda sentarse en la bola de parto 10 minutos al día.

Sentarse con las piernas cruzadas—Esta posición estira las piernas, abre más la pelvis, y empuja hacia el frente el útero.

Cuclillas—El estar al menos 1 minuto al día en cuclillas ayuda a fortalecer el suelo pélvico.

Recostarse hacia delante—El recostarse hacia delante, ya sea en una bola de parto, en una mesa, o sobre alguien, ayuda a que el bebé se acomode en una posición óptima. Si a la vez de inclinarse, también se mueven las caderas de lado a lado, esto prepara la pelvis para el parto.

El "gato" y la "vaca"—Muchos recomiendan hacer esta **pose de yoga** y sus movimientos cuando se siente al bebé moverse; o si no, dos o tres veces al día, por unos 5 minutos cada vez. Esto ayuda a que el bebé se acomode en la posición óptima.

Mariposa—Esta pose de yoga ayuda a abrir la pelvis.

Pasos para un parto natural

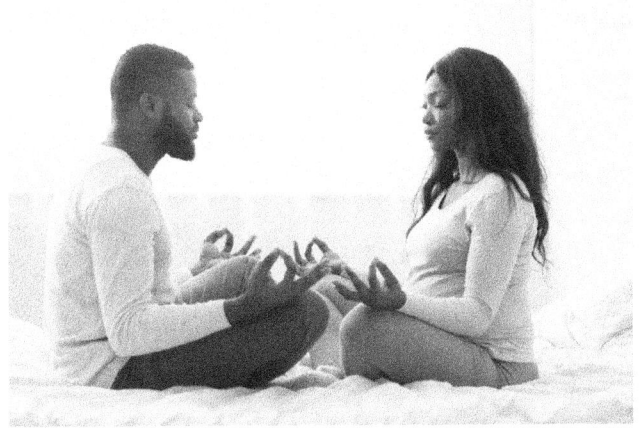

Escoger un médico obstetra o partera que apoye el parto natural—Mientras que las parteras ya de por si se especializan en el parto natural; también hay médicos que apoyan el parto natural.

Seleccionar el lugar donde se va a efectuar el parto—Mientras que el hogar y los centros de maternidad se especializan en el parto natural; también hay hospitales donde se practica el parto humanizado.

Contar con un plan de parto—El plan de parto es una forma efectiva de comunicar las preferencias de parto, tanto con el médico, partera, enfermeras, y el equipo que la gestante escogió como apoyo en su parto.

Contratar una doula—El uso de una doula no solo reduce el uso de medicamentos; sino que también disminuye el tiempo de trabajo de parto; como reduce a la mitad el riesgo de parto por cesáreas.

Aprender sobre posiciones—Las posiciones ayudan durante la gestación y el trabajo de parto, a que el bebé se encaje en la pelvis, como también para aliviar el dolor de parto.

Usar una bola de parto—Esta se puede utilizar tanto durante la gestación como durante el trabajo de parto.

Educación prenatal—Las clases de parto brindan a la gestante y a sus acompañantes información, tecnicas efectivas para el manejo del dolor, información sobre el manejo médico, etc.

Leer—Los libros son la mejor forma de obtener información y conocimiento sobre a lo que se va a enfrentar durante la gestación, el parto y el posparto.

Buscar apoyo—Es importante rodearse de personas positivas que apoyen durante la gestación, el parto y el posparto.

Ideas para un mejor parto

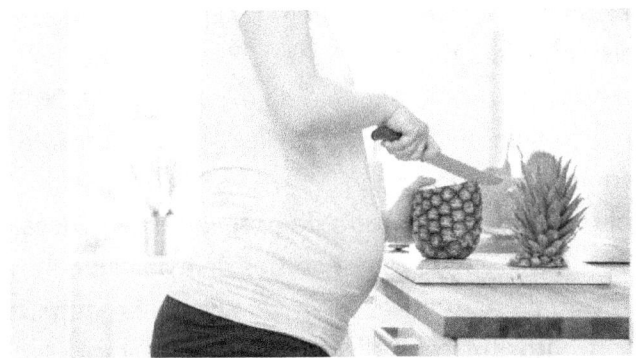

- ❖ **Ejercicio**—El ejercitarse regularmente durante la gestación ayuda a acortar el trabajo de parto; ayuda a las molestias de parto; como también ayuda a evitar el agotamiento durante el parto.
- ❖ **El uso de la bola ayuda a que el bebé se coloque en una posición óptima**—por lo general los partos difíciles o que requieren ser inducidos son debido a que el bebé no se encuentra en una buena posición. Se recomienda practicar ejercicios en la bola de parto, o sentarse en la bola al menos 10 minutos diarios.
- ❖ **Excelente nutrición**—Se recomienda ingerir una dieta balanceada; y controlar los carbohidratos (evitar aquellos carbohidratos que se consideran calorías vacías).
- ❖ **Miel de abeja**—Es una forma excelente de azúcar natural, bien conveniente para el parto.

- **Dátiles**—Basado en un estudio se dice que ayudan al parto natural, como también tienen propiedades relajantes (contenido mineral). Pueden ver el estudio en https://www.ncbi.nlm.nih.gov/pubmed/21280989 Se recomienda ingerir 5-6 dátiles al día a partir de la semana 35 de gestación.
- **Caldo de pollo o de res o de pescado o de vegetales**—La gestante puede tomar sorbos de este caldo a través del trabajo parto. El caldo ayuda, ya que reemplaza los electrolitos (por el sodio) y calma a la gestante.
- **Té de hoja de frambuesa**—Este té ayuda a tonificar el útero, y los músculos de la pared pélvica, lo cual es muy importante para el parto. Muchos obstetras y parteras recomiendan tomar este té desde el segundo trimestre de embarazo.
- **Jugo de piña y comer piña**—La piña contiene una enzima que ayuda a digerir las proteínas llamada **bromelina**. Esta enzima ayuda a reducir la inflamación y la hinchazón, a la vez que ayuda a ablandar la cérvix, al digerir la proteína del tejido conectivo.
- **Progesterona mezclada con aceite de coco**—Ayuda como analgésico durante el parto. Se puede untar en el vientre como en la espalda para aliviar el dolor.
- **Aceite en espray con magnesio**—ayuda como analgésico durante el parto. Ayuda a relajar los músculos durante el parto para promover el parto natural.

- ❖ **Homeopatía:**
  - ○ Caullophyllu 200C—ayuda a dilatar
  - ○ Cimicifuga 200C—ayuda a dilatar
  - ○ Gelsemium 30C—ayuda a progresar el parto (se da cada par de horas).
  - ○ Pulsatilla 30C—ayuda a progresar el parto (se da cada par de horas).
  - ○ Árnica 200C—se usa durante el pujo para ayudar con el dolor y la fatiga.
  - ○ Kali Carb 200C—se usa para el parto de espalda
  - ○ Kali Phos 200C—se usa para el agotamiento durante el parto.
- ❖ **Agua**—La hidroterapia es una de las mejores formas de aliviar el dolor de parto. Se puede escoger entre la bañera o la ducha. Hay que tener en cuenta que la bañera puede atrasar el parto; mientras que la ducha lo acelera.
- ❖ **Doula**—ofrecen apoyo, confianza y te guían para tener un parto natural.

El comer dátiles durante la gestación ayuda a un mejor trabajo de parto y parto

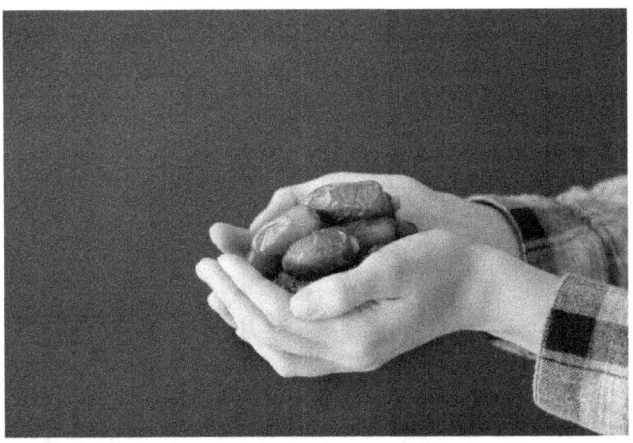

De acuerdo con un estudio (se puede leer en https://www.ncbi.nlm.nih.gov/pubmed/21280989) aquellas gestantes que comían 6 dátiles al día por las últimas cinco semanas antes del parto tenían más posibilidad de:

- Dilatar más
- Tener las membranas intactas en el momento de admisión al hospital
- Irse de parto de forma espontanea
- Evitar la Pitocina
- Tener la primera fase de parto mucho más corta.

Un segundo estudio hecho en marzo de 2017 (se puede leer en https://www.ncbi.nlm.nih.gov/pubmed/28286995) apoyó el primer estudio; y concluyeron que el consumo de dátiles durante las últimas cinco semanas de gestación afectan de forma positiva el parto; sin tener efectos adversos ni en la gestante ni en el bebé.

El estudio científico encontró que los dátiles dan un efecto en el cuerpo parecido a la oxitocina, llevando a una sensibilidad aumentada del útero. También ayuda a estimular las contracciones del útero; y a reducir la hemorragia posparto, al igual que lo hace la Pitocina.

También encontraron que los dátiles tienen beneficios nutritivos para las gestantes. Los dátiles contienen ácidos grasos saturados e insaturados, como los ácidos oleicos, linoleico y linolénico, que están involucrados en el ahorro y el suministro de energía y la construcción de prostaglandinas. Además, la serotonina, el tanino y el calcio en los dátiles contribuyen a la contracción de los músculos lisos del útero. Los dátiles también tienen un efecto laxante, que estimula las contracciones uterinas.

Los ejercicios Kegel

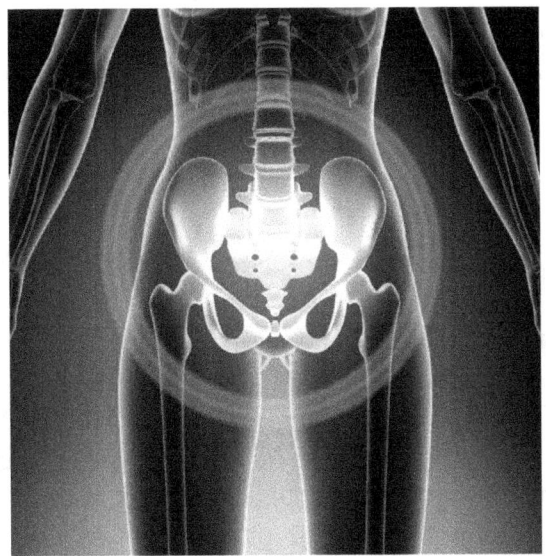

Los ejercicios Kegel fueron inventados por un ginecólogo estadounidense llamado Arnold Kegel en 1940, como un tratamiento no quirúrgico para tratar la incontinencia urinaria; el prolapso de la vagina, vejiga o útero, y otros problemas de salud pélvica. Se encontró que los ejercicios Kegel son particularmente útiles para personas gestantes o en su etapa posnatal, para fortalecer los músculos del suelo pélvico, como para también reforzar las sensaciones sexuales.

Los ejercicios Kegel son esencialmente contraer o apretar repetitivamente los músculos del suelo pélvico; apretar los músculos del suelo pélvico, aguantar por un tiempo, liberar o relajar los músculos, descansar y repetir. Una forma de identificar los músculos pélvicos es que en el momento de orinar, se pare y se aguante por un momento el flujo de la orina. Ahí se puede identificar cuales músculos se están utilizando. Aparte de esta prueba, no se recomienda practicar los ejercicios Kegel mientras se orina, ya que aumenta el riesgo de padecer de infecciones de orina. **Se recomienda hacer los ejercicios Kegel cuando la vejiga este vacía. Se recomienda hacer los ejercicios al menos tres veces al día, haciendo de 10 a 15 repeticiones.**

La clave para mantener los músculos del suelo pélvico, que son los que apoyan la vejiga, el útero y el recto, de forma que funcionan óptimamente, es haciendo los ejercicios Kegel, tanto durante la gestación, como en el posparto. Tanto la gestación, como el parto, el peso, y la edad, debilitan los músculos del suelo pélvico. Los ejercicios Kegel son relativamente fáciles de hacer, y ayudan dramáticamente a fortalecer los músculos del suelo pélvico.

El suelo pélvico consiste en un conjunto de músculos que van desde el coxis hasta el hueso púbico, parecido a una hamaca. Este conjunto de músculos apoya aquellos órganos que se encuentran en la pelvis, como el útero, la vejiga y los intestinos; que al mantener los órganos en su lugar, fortalece los esfínteres de la vejiga y el recto, ofreciéndole control consciente a la persona sobre estos órganos. Los músculos del suelo pélvico ayudan a controlar que no se nos salga ni la orina, ni la excreta, ni los gases, ni que se desarrolle hemorroides, ni que se tenga que estar yendo al baño constantemente. Los ejercicios Kegel ayudan a mantener fuertes los músculos del suelo pélvico; como también ayudan a fortalecer los músculos de la vagina, lo cual ayuda a aumentar la salud y placer sexual.

Masaje Perineal

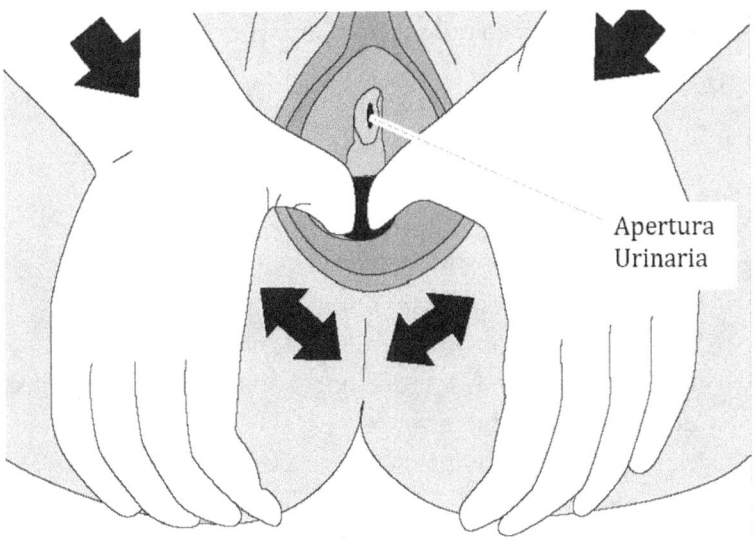

El masaje perineal consiste en una técnica que ayuda a estirar y preparar la piel del perineo, para prepararla para el parto. El área del perineo es el área de piel entre la vagina y el ano. Se ha encontrado que el masaje perineal es efectivo, tanto en disminuir el desgarre, como en prevenir la necesidad de episiotomía en el parto. El masaje perineal también ayuda a la gestante a controlar estos músculos pélvicos, lo cual es útil en el momento del parto. El masaje se lo puede dar la misma gestante, como también lo puede hacer su pareja. Se puede comenzar a practicar el masaje en el área del perineo alrededor de la semana 34 de gestación, tan seguido como una vez al día.

Instrucciones para el masaje perineal

- ❖ Identificar el área del perineo, mirándolo a través de un espejo.
- ❖ Colocar compresas tibias en el perineo, unos 10 minutos antes (también puede ser un baño tibio).
- ❖ Lavar bien las manos.
- ❖ Lubricar los dedos pulgares, y el área del perineo con algún lubricante, como KY Kelly®, vitamina E, aceite de oliva, o algún aceite diseñado para esto propósito.
- ❖ Se colocan ambos dedos pulgar dentro de la vagina; se hace presión con los dedos hacia abajo, y se estiran los lados hacia afuera.
- ❖ Mientras que se puede sentir el estiramiento, no se debe sentir dolor.
- ❖ Se aguanta este estiramiento por unos dos minutos (el área suele sentirse adormecida).
- ❖ Luego se masajea para adelante y para atrás, masajeando el lubricante hacia adentro.
- ❖ Al retirar los dedos de la vagina, se hace poco a poco (mientras se puede visualizar el nacimiento de la cabeza del bebé).

NOTA: Se debe evitar tocar la salida urinaria, para prevenir infección de orina. Tampoco se recomienda hacer este ejercicio si se padece una lesión activa de herpes, ya que puede causar que las lesiones se corran. También hay que tener claro que el masaje en el perineo por si solo no protege al perineo. También hay que escoger una buena posición vertical para el parto (arrodillada, en cuclillas, sentada), o pujar acostada de lado, de forma que la presión de la cabeza del bebé sea distribuida a través del perineo. La posición de litotomía (acostada de espalda) crea demasiado estrés en el perineo, provocando el desgarre o la necesidad de episiotomía.

IV. Equipo de apoyo para el parto

Equipo de apoyo de parto

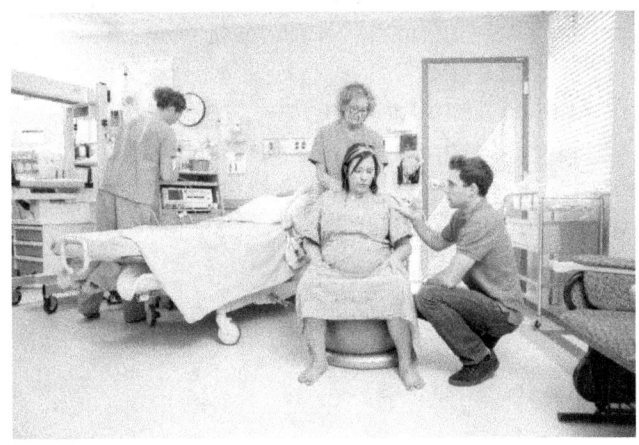

La decisión de la gestante de quien va a tener como acompañante en su parto es de suma importancia. La función de los acompañantes es de apoyar a la parturienta durante el proceso; ayudarla con el manejo del dolor; ayudarla a que se sienta cómoda durante el proceso; y ayudar y advocar a que se sigan sus preferencias y deseos (plan de parto).

Usualmente la mayoría de las gestantes escogen una combinación que consiste en la pareja, un miembro familiar, una amistad, y la doula (según el límite de personas que permita la sala de parto). Sin embargo, aunque muchas desean estar rodeadas de personas a las que aman y le brindan seguridad; hay que tener en cuenta que muchas personas en la sala de parto pueden ser una barrera en lugar de apoyo en el momento del parto. De igual forma, al momento de escoger quienes van a acompañar en el parto, hay que tener en cuenta que las personas que se escojan apoyen las decisiones de la gestante o parturienta. Si la persona se opone a las decisiones de la gestante o parturienta, o está muy nerviosa con el proceso, esta no es una persona recomendable como acompañante.

En cuanto a la **doula**, hay que tener en cuenta que la doula no reemplaza ni a la pareja, ni al familiar, ni al equipo médico; sino que con sus conocimientos, experiencias y dedicación, ayuda a la parturienta durante el trabajo de parto y parto.

Cómo ser un buen acompañante

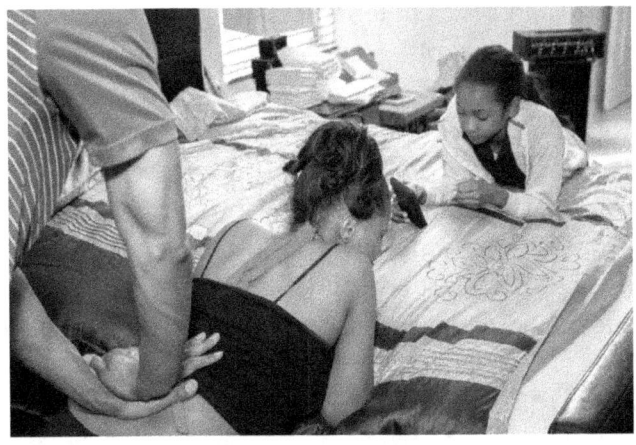

El patrón de un trabajo de parto y parto exitoso es determinado por el modo en que la gestante junto con su acompañante o persona de apoyo manejan la tensión, incomodidad, envolvimiento y felicidad durante este precioso momento. La clave es poder contar con un buen acompañante durante el trabajo de parto y parto. No importa cuán natural sea el proceso de parto, definitivamente una parturienta necesita la ayuda y el apoyo de quien esta decida que sea su acompañante.

Algunas gestantes prefieren contar como acompañante con una **DOULA**, lo cual no está mal, ya que las personas que practican esta profesión están entrenadas para ayudar durante el trabajo de parto. Sin embargo, el contar con un acompañante, ya sea la pareja, familiar o amistad, es de gran ayuda, ya que estas son personas que conocen a la gestante o parturienta; es decir, conocen sus preferencias, sus metas para el parto, etc.

Por lo general, la pareja tiene una gran ventaja sobre el resto de las personas que participan durante el trabajo de parto y parto, ya es quien conoce a la parturienta mejor. El trabajo de la pareja durante el trabajo de parto y parto es de brindarle a la parturienta apoyo, comprensión, entusiasmo y estar completamente comprometido con esta. La pareja es quien la va a guiar durante el parto. Esto es bien importante, porque durante el parto, ya que cuando la persona está de parto, esta tiende a desconectarse, ponerse indecisa; mientras que el rol de la pareja es el mantenerla enfocada en la meta.

Durante el trabajo de parto, necesitan que se le cuide, proteja, mime, etc. El acompañante no debe confundir su rol con estarle juzgando, criticando o imponiendo durante el parto. Es sumamente necesario que el acompañante sea s competente, de forma que contribuya a que la parturienta se enfrente al parto de forma calmada, relajada y serena.

Es de suma importancia que todos quienes van a estar en el parto discutan de antemano el **plan de parto** que la gestante haya escogido. También es bien importante que practiquen juntos las diferentes **técnicas de manejo de dolor de parto**. Es de suma importancia que la pareja incite a la gestante a practicar estas técnicas con frecuencia, ya que son la clave de la relajación, que es equivalente a menos molestias durante el trabajo de parto.

También es importante que una vez estén en el hospital, el acompañante no permita que ni el hospital ni el personal los intimide. La labor del personal de sala de partos es de ayudarlos. Tanto la parturienta como sus acompañantes deben sentirse cómodos en el lugar donde se les asigne. Si se presentan dudas o preguntas, no se deben cohibir de hacerle el acercamiento al personal. Hay que tener en cuenta llevar para los acompañantes algo para comer o merendar y un abrigo, ya que el área de parto es bastante fría.

Durante el parto, los acompañantes pueden recordarle a la parturienta que vaya al baño con frecuencia (cada ½ hora si es posible). Una vejiga llena causa más molestias que una vejiga vacía. También recordarle cambiar frecuente de posición durante el trabajo parto. Si hay mucho dolor de espalda, se puede ayudar ofreciéndole un masaje de contra presión en la parte baja de la espalda.

Acompañantes en sala de partos

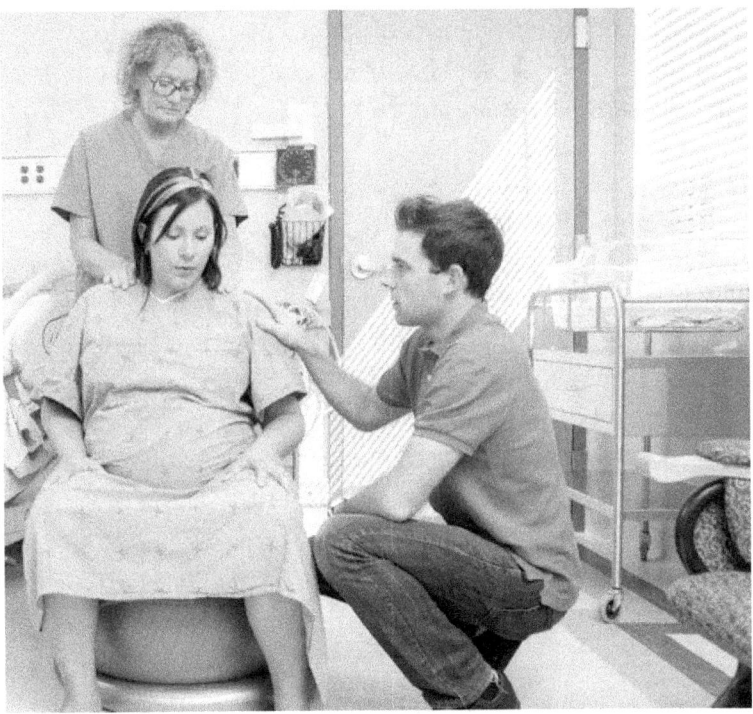

Algunos hospitales y centros de maternidad limitan a la cantidad de acompañantes que la parturienta puede tener en el parto desde 1 a 2 acompañantes (muchas veces la **doula** cuenta como un acompañante; mientras que otras veces no; como también otros tienen la opción del parto familiar (siempre y cuando todos los que van a estar presentes se preparen tomando una clase prenatal). También está el hospital que limita la entrada del o los acompañantes hasta el momento del pujo. En el caso de parto por cesárea, por lo general la mayoría de los hospitales se limita a un solo acompañante. Todo esto dependerá, no solo de la política del hospital, sino también de la política del médico o partera.

Aparte de esto, hay hospitales que hacen que los acompañantes salgan de la sala de partos cuando se le va a hacer un chequeo o procedimiento medico (como por ejemplo, cuando se va a hacer un examen vaginal, o administrar anestesia epidural).

NOTA: A la hora de decidir quiénes van a acompañarte y servir de apoyo durante el parto, se recomienda invitar únicamente a aquellas personas que se sabe que van a ayudar; y no a los que solo van a servir de espectadores. Es importante que la parturienta se sienta cómoda y libre de hacer ruidos, desvestirse, hacer funciones biológicas, y parir con los que van a estar allí presentes.

Ofreciendo apoyo a la parturienta durante el trabajo de parto y parto

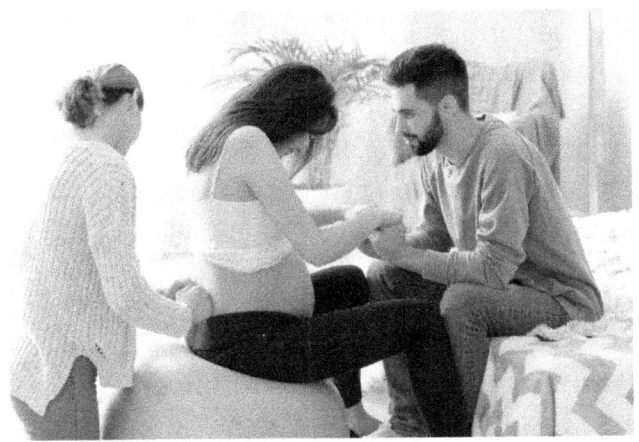

Es de suma importancia que la pareja, como todas las personas que vamos a tener acompañándonos en el parto, tengan conocimiento de cómo ofrecer apoyo durante el trabajo de parto y parto. Se ha mostrado que el apoyo de los acompañantes es esencial para lograr un parto exitoso; y reducir el tiempo de parto.

Ir preparado—Toda persona que va a acompañar a un parto, no solo tiene que estar preparado con aquellas cosas que va a utilizar para brindar apoyo a la parturienta; sino también llevar cosas esenciales para uno, como merienda, bebida, ropa adicional y otras necesidades.

Estar informado—El rol de las personas de apoyo es tener toda la información a la mano (como el plan de parto, quien es el médico de la parturienta, quien es el pediatra que escogieron, etc.). Durante el parto, la parturienta necesita que sus acompañantes aboguen por esta.

Paciencia—El parto puede tomar mucho tiempo, y por esto todos los acompañantes deben tener paciencia. No es apropiado que los acompañantes quieran estar saliendo de la sala de parto o del hogar; ni estar quejándose que el parto está tomando demasiado tiempo.

Ser una acompañante efectivo—Hay muchas cosas que los acompañantes pueden hacer para ayudar a la parturienta a relajarse y a manejar apropiadamente el dolor de las contracciones. Esto incluye dar masajes; recordarle con frecuencia ir al baño a orinar (una vejiga llena hace las contracciones más dolorosas y puede hacer que el parto se vuelva lento); colocar compresas calientes o frías en el área que siente mayor molestia (espalda baja, extremidades, perineo, etc.); ofrecerle sorbos de agua durante el parto; ayudarla y guiarla con las diferentes posiciones de parto; alentarla de forma verbal (mensajes positivos); acompañarla en la ducha o la bañera; recordarle que pronto tendrá a su bebé en brazos, etc.

NOTA: El acompañante es el intermediario entre el personal de parto (ya sea médico, enfermeras, partera, doula); y a su vez, el personal de parto está ahí para contestar preguntas y darle apoyo.

¿Qué es una doula?

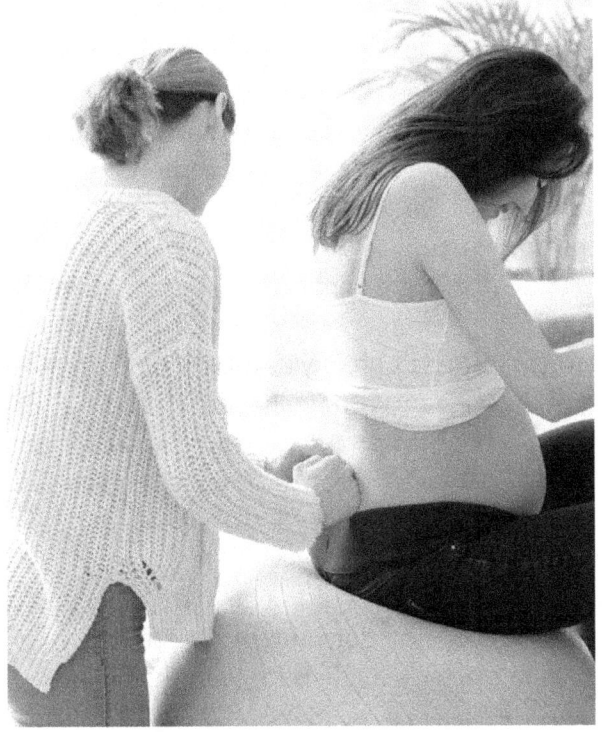

Una doula es una asistente que provee a la gestante o parturienta todo el apoyo necesario durante el trabajo de parto, parto y posparto. Una doula puede proveer apoyo, en algunos casos, desde el hogar, como también en el hospital u centro de maternidad. La doula puede proveer apoyo prenatal, durante el trabajo de parto y parto, y en el posparto.

Una doula de parto (acompañante de parto o trabajadora de parto) provee:

- Conocimiento claro del proceso de gestación, parto, lactancia y cuidado del bebé durante el embarazo
- Enseña cómo preparar la mente y cuerpo para el parto
- Apoyo físico y emocional durante la gestación, trabajo de parto y parto
- Brinda ayuda con técnicas naturales para el manejo del dolor
- Brinda apoyo a la pareja y a otros acompañantes para que estos puedan ayudar a la parturienta
- Ayuda a que se eviten intervenciones innecesarias (aunque no interfiere con el cuidado médico de la parturienta)
- Ayuda con la lactancia
- Está presente durante todo el parto y en el posparto temprano proveyéndole apoyo a la familia
- Facilita la experiencia de parto para la familia, para el bebé y para los proveedores de salud

NOTA: El nacimiento es un momento importante en la vida de toda persona; y una experiencia única, para toda la familia. La experiencia positiva de parto, y las memorias de este gran acontecimiento valen el costo de tener una doula acompañándote en el parto.

Beneficios de tener una doula en el parto

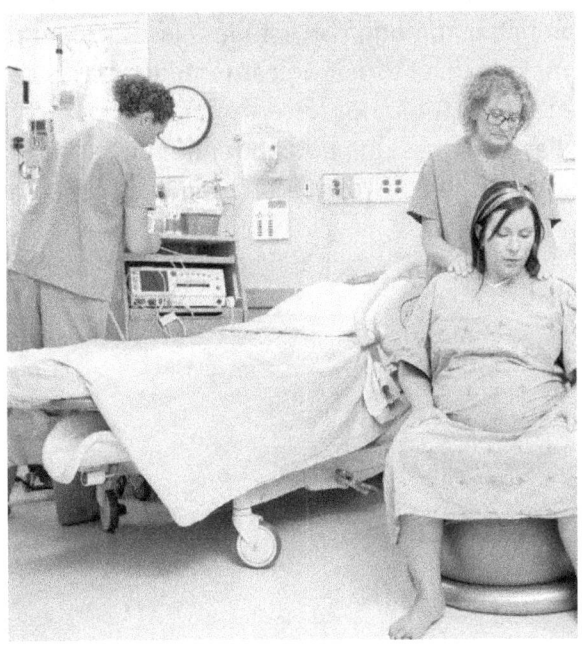

Estudios han encontrado que el contar con una doula (acompañante de parto o trabajadora de parto) ofrece un sinnúmero de beneficios tanto para la parturienta como para su bebé. Cuando una parturienta tiene como acompañante a una doula, el trabajo de parto se reduce, se usan menos medicamentos, y se reducen las cesáreas.

Por otra parte, aquellos recién nacidos donde en su nacimiento hubo el apoyo de una doula, tuvieron menor porcentaje de estrés fetal, y menor incidencia de permanecer en el área de Intensivo Neonatal (NICU). Otro estudio encontró que a las 6 semanas posparto, la gran mayoría de las personas que usaron doulas en sus partos continuaban lactando, tenían mejor autoestima, y sufrían de menos depresión posparto.

Un estudio similar encontró que el apoyo de una doula, junto con haber tomado con esta las clases prenatales, era mucho mejor que el tomar únicamente las clases de parto. También este estudio nos hace tomar nota que los bebés de aquellas personas que habían tenido una doula de acompañante en el parto, sufrían menos de cólico que aquellos que no.

La doula como acompañante de parto

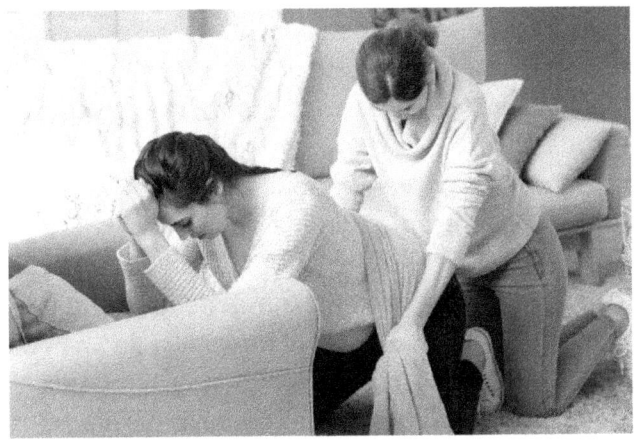

La doula de parto (acompañante de parto o trabajadora de parto) es aquella quien brinda apoyo emocional y físico, junto con todas las técnicas de manejo del dolor natural, a la parturienta, haciendo que el trabajo de parto y el parto sean mucho más fáciles. Hay que tener claro que la doula de parto no provee ningún manejo clínico o médico, como el de tomar los latidos del bebe, ni hacer exámenes pélvicos, ni toma decisiones médicas.

La doula de parto acompaña a la parturienta en el parto, ya sea en el hogar, centro de parto u hospital; y acompaña a la parturienta dentro del trabajo de parto, parto y algunas horas luego del parto. La doula de parto brinda a la gestante educación prenatal y apoyo, ya sea en persona o telefónico, durante el embarazo, de forma que la gestante tenga el suficiente conocimiento acerca del proceso del parto, como también se sienta segura, tanto en el embarazo como durante el parto.

La doula es un aliado y no un sustituto de los otros acompañantes de la parturienta durante el parto (pareja, familiares, etc.); al igual que el personal profesional que asiste a la parturienta durante el parto. Por lo general, los acompañantes tienen muy poca experiencia en cómo tratar a una parturienta durante el trabajo de parto y parto. Es por esto por lo que todos en la familia se benefician de la presencia de una doula; ya que ella tiene experiencia en el proceso de parto. Estudios demuestra que la pareja tiende a ser mucho más activa durante el proceso del parto cuando esta la presencia de una doula que cuando no la hay. Esto es así, ya que **una doula responsable apoya y fomenta el rol de la pareja en el proceso de parto.**

La doula es sobre todo, una presencia de paz en el trabajo de parto y parto. Durante el trabajo de parto y parto, la doula transmite confianza, afecto y fuerza, haciendo que la parturienta comprenda que es capaz de lograrlo. Ya que la doula es conocedora del proceso de parto, esta ayuda a la parturienta de diversas formas ya sea dándole masajes; acompañándola en las respiraciones; mimándola; limpiándole el sudor; ayudando a la pareja y otros acompañantes; caminando con esta, etc. (siempre sin interrumpir ni interferir con el apoyo profesional).

El acompañamiento de la doula continúa hasta que nace el bebé y se inicia la lactancia. Estudios demuestran el efecto positivo que tiene la presencia de una doula en el embarazo, parto y posparto.

La doula provee una presencia calmante constante durante el parto

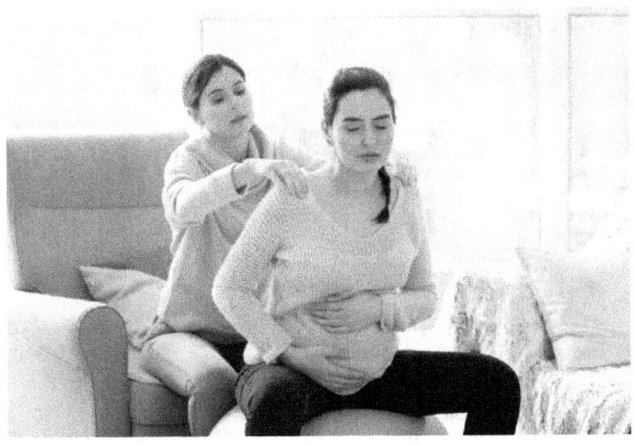

Muchas personas tienen erróneamente la percepción de que se estará acompañada todo el tiempo del médico, partera, o del personal del hospital durante todo momento en el parto. De ser así, desgraciadamente la persona se estará llevando una tremenda decepción. Por lo general, el medico ni la partera no estarán disponible todo el tiempo durante el trabajo de parto. La mayoría de los médicos y parteras llegan al parto justo antes de que nazca el bebé.

Por otra parte, las enfermeras del área de sala de parto se encuentran ocupadas atendiendo a todas las pacientes que se encuentran en el área, mientras a la vez llenan reportes; lo cual hace prácticamente imposible que acompañen a todas las parturientas durante el parto. Es por eso por lo que la presencia de una doula durante el trabajo de parto y parto hace la diferencia; ya que la doula provee una presencia y un apoyo constante para la parturienta y sus familiares.

La doula también le provee a la parturienta con todo el tiempo y apoyo que esta necesite; de forma que esta considere y utilice todas las opciones que tiene a la mano para lograr un parto tranquilo y relajado.

La doula y la pareja: un equipo beneficioso para el parto

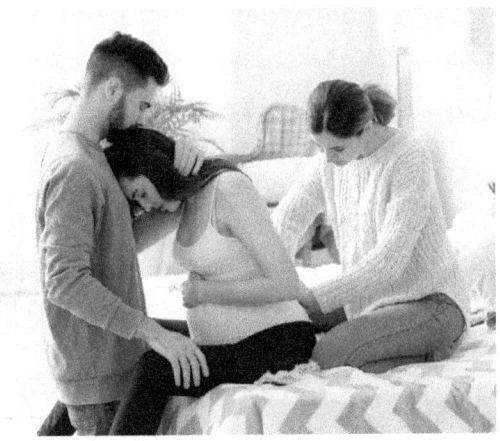

A algunas parejas y acompañantes les preocupa que la presencia de una doula durante el trabajo de parto y parto interferirá con su participación en el proceso, o quitará la intimidad del momento entre la pareja. Sin embargo, la realidad es todo lo contrario.

Una doula nunca puede reemplazar el rol tan importante que tiene la pareja en el parto. La doula ayuda a crear ese ambiente íntimo, de forma que la pareja pueda disfrutar de este gran acontecimiento. La presencia de la doula en el parto es tanto para ayudar a la parturienta como para ayudar a su pareja y otros acompañantes.

Por lo general, en las clases de parto se preparan a las parejas para que estos sirvan de apoyo para su compañera en este momento tan intenso que es el parto. Sin embargo, muchos olvidan que la pareja está de parto también; mientras que no físicamente, si emocionalmente. En algunos casos las emociones durante el parto hacen difícil que sin apoyo de una doula, la pareja pueda concentrarse en apoyar a su compañera en el proceso de parto. Es por esto por lo que la presencia de una doula es tan importante.

Para la pareja que quiere estar activa, y proveerle a su compañera todo el apoyo físico y emocional, la doula puede ayudarlo con consejos, de forma que esta pueda enfocarse en brindar apoyo a su compañera. La doula también puede brindarle algo de tomar o de comer a la pareja, de forma que el enfoque todas sus energías en la parturienta. Esta puede también comunicarse con el personal del hospital, o con el médico, de forma que la pareja nunca se tenga que separar del lado de la parturienta.

La presencia de la doula puede también permitir que la pareja se tome tiempo para ir al baño, para comerse algo, o tomarse un respiro, sin tener que dejar a la parturienta sola. Y en un parto largo, la pareja junto con la doula pueden intercambiar roles, de forma que la pareja tenga suficientes energías, y la pareja tenga un apoyo y cuidado continuo.

Cómo una doula puede hacer la experiencia de parto más placentera

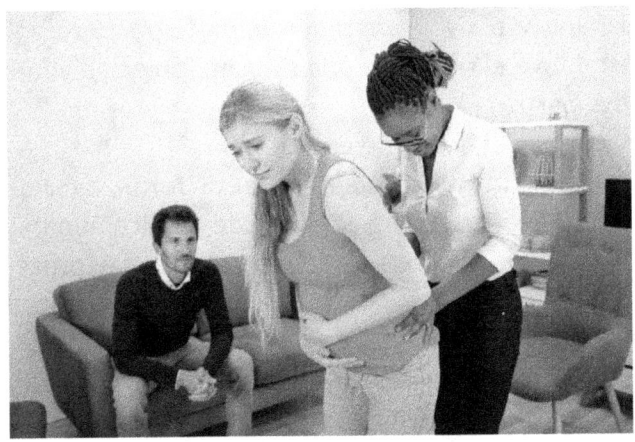

Si se ha decidido en incluir a una doula dentro del equipo de parto, se mejoran las oportunidades de tener un parto más saludable y memorable. Cientos de estudios demuestran que el contar con una doula durante el trabajo de parto y parto no solo ayudan a la parturienta de forma emocional; sino que aumentan las posibilidades de que esta tenga un parto humanizado exitoso, y sobre todo, un recién nacido saludable.

En resumen, los estudios demuestran que el contar con una doula:

- ❖ Disminuye el riesgo de tener un parto por cesárea
- ❖ Disminuye el riesgo de que se usen fórceps o ventosa en el parto
- ❖ Disminuye el riesgo de episiotomía
- ❖ Ayuda a la parturienta a manejar de forma natural el dolor de parto, sin la necesidad de medicamentos
- ❖ Ayuda a que la pareja se envuelva más en el proceso de trabajo de parto y parto, uniéndolos más como pareja
- ❖ Ayuda a que se logre una lactancia exitosa
- ❖ Ayuda a que la familia se sienta más segura en sus capacidades como criadores
- ❖ Ayuda a que todos los participantes del este gran acontecimiento tengan una experiencia positiva del parto
- ❖ Ayuda a que la persona tenga una mejor autoestima

En resumen, el contar con los servicios de una doula en el trabajo de parto y parto hacen una gran diferencia.

V. Manejo del Dolor de Parto

Manejo del dolor de parto

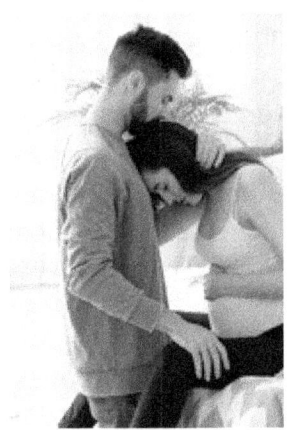

Muchas clases prenatales se cohíben de hablarle a sus participantes sobre el dolor de parto; resultando en que muchas no se preparan ni física ni mentalmente para este. De igual forma, muchas gestantes obviamente le temen al dolor de parto, y si podrán o no manejarlo de forma efectiva. Y se ha mostrado que si se le teme al parto, el mismo temor aumentará la percepción del dolor (ciclo de miedo, tensión y dolor). Lo que significa que cuando uno tiene miedo, uno se tensa durante las contracciones, causando aún más dolor, y pasando la contracción en vano.

El dolor es una parte "normal" del parto. Las contracciones causan dolor. El musculo uterino se contrae durante las contracciones; y mientras más largas y frecuentes sean estas contracciones, más trabaja el musculo uterino. Y como cualquier otro musculo de nuestro cuerpo, cuando lo trabajamos de forma continua y por mucho tiempo, este libera **ácido láctico**, el cual nos va a causar dolor.

El dolor de parto es causado cuando el músculo del útero se contrae, haciendo presión en la cérvix. El dolor se puede sentir en el abdomen, en la ingle, en los lados de las caderas, en los muslos, y en la espalda. También puede causar dolor a presión de la vejiga e intestinos sobre el útero y la cérvix (por eso es bueno orinar y evacuar frecuente durante el parto); como también el canal vaginal y la vagina pueden doler cuando la cabeza del bebe va descendiendo.

El dolor de parto es un dolor con propósito. Algunas personas dirán que no sintieron prácticamente ningún dolor (dichosas ellas); otras dirán que era un dolor manejable (en este caso caen la mayoría); mientras que otras dirán que fue el peor dolor que sintieron en sus vidas. La verdad es que el dolor de parto en la mayoría de los casos es tolerable; y es una sensación que queremos tener (aunque suene rarísimo).

El dolor de parto viene de varias fuentes; el musculo uterino contrayéndose; la presión de la cabeza del bebé sobre la cérvix, para que esta se borre y dilate; las caderas ensanchándose mientras haciendo espacio para que el bebé se acomode y pase a través del canal; algunos procedimientos médicos, como el uso de Pitocina, o el chequeo pélvico, barrer membranas, etc. Y mientras que no todas experimentaran el mismo tipo de dolor, sí hay dolor en el parto.

El dolor de parto es emocional, funcional y fisiológico. Si la gestante o parturienta conoce de antemano donde viene el dolor (razón del dolor), podrá manejarlo mucho mejor. Algo que ayuda es la gestante piense en que tecnicas la han ayudado a manejar diferentes tipos de dolor; y de ahí se parte a ver que tecnicas son factibles para utilizarse en el parto.

Respiraciones—Cuando las personas piensan en el manejo del dolor de parto, piensan inicialmente en las respiraciones. El control de la respiración por parte de la parturienta la ayuda a relajarse, como también a tener control de su parto. Sin embargo, si no se practican las tecnicas de respiración, es muy común que en el momento del parto la parturienta se hiperventile, lo que no solo la depriva de oxígeno a esta y a su bebé; sino que también no le funciona para el manejo del dolor.

Relajación—El trincarse durante las contracciones es parte del cuerpo luchar contra el parto (en cierta forma es como pasar la contracción en vano), lo que hace que se obstaculice el proceso de parto, y el parto se estanque o se vuelva lento; como también, causa mucho más dolor (ciclo de miedo, tensión y dolor). El estar relajada permite que el útero haga su trabajo. La relajación es una especie de conexión mental y emocional. Una forma de relajación es la visualización, el hipnoparto, la terapia de colores, las afirmaciones. El practicar estas diferentes tecnicas durante la gestación ayuda a la parturienta a ver cuáles de las tecnicas es más funcional en su caso en específico.

Masaje—El masajear ciertas áreas del cuerpo ayuda a nuestro sistema sensorial a competir con el dolor de parto, reduciendo en nuestro cerebro la sensación de dolor. Mientras que vamos a discutir diferentes tecnicas de masaje; a veces, el tan solo tomar a la parturienta de la mano, le da la sensación de alivio. El masaje de contrapresión (hacer presión en las caderas o en la parte baja de la espalda), ayuda a mover la pelvis de forma que el bebé encuentre una posición optima.

Acupresión—Es una técnica que ayuda a estimular el parto al utilizar presión en ciertos "puntos" del cuerpo.

Hidroterapia—El agua de por si es relajante, reduce la inflamación, y la presión, y sirve como un "cojín" para el cuerpo cuando se tienen las contracciones.

Posiciones—El cambiar de posiciones durante el parto ayuda de diferentes formas; ya que ayuda a corregir la posición del bebé en el útero, aumenta el flujo de sangre al útero, y la parturienta se siente mucho más cómoda en diferentes posiciones. El cambiar de posición y estar móviles ayuda a acelerar el parto de forma "natural".

Hay personas que practican diferentes tecnicas para más o menos experimentar o relacionar cómo se siente el dolor de parto:

Técnica del hielo—Se abre la palma de la mano, y se coloca un hielo sobre esta, mientras la pareja toma el tiempo. A los 40 segundos, aunque molestoso, la mayoría no se queja de molestia; a los 60 segundos la mayoría quisiera ya parar el ejercicio; a los 90 segundos la mayoría está loca por terminar.

Técnica del pinche de ropa—En este caso, en lugar del hielo se sujeta un pinche de ropa, y se sujeta entre el dedo índice y el pulgar. Se comienza a presionar y a liberar el pinche de ropa (para que abra y cierre) mientras la pareja toma el tiempo. A los 40 segundos, aunque molestoso, la mayoría no se queja de molestia; a los 60 segundos la mayoría quisiera ya parar el ejercicio; a los 90 segundos la mayoría está loca por terminar.

Técnica de sentadillas—Esta es la menos favorita entre las gestantes; y se recomienda hacerla luego de las 37 semanas de gestación. La gestante hace sentadillas mientras la pareja toma el tiempo. A los 40 segundos, aunque molestoso, la mayoría no se queja de molestia; a los 60 segundos la mayoría quisiera ya parar el ejercicio; a los 90 segundos la mayoría está loca por terminar.

NOTA: Mientras que en la técnica del hielo el dolor no es por contraer ningún musculo de nuestro cuerpo; con las tecnicas del pinche de ropa y de las sentadillas, donde sí se están contrayendo los músculos, podemos asociarlo a lo que le sucede al musculo uterino durante el trabajo de parto.

Las contracciones de Braxton Hicks

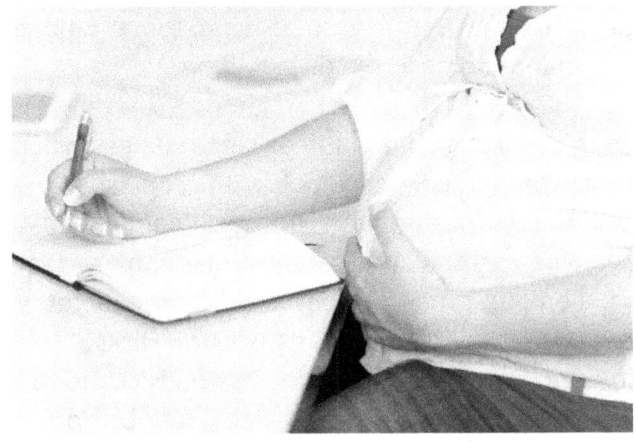

Las contracciones de Braxton Hicks son contracciones intermitentes, que no son de parto; llamadas así por el nombre del ginecólogo Ingles John Braxton Hicks, quien fue que primero las describió, ya para el año 1872.

Se dice comúnmente que las contracciones de Braxton Hicks son "contracciones de practica", ya que no son contracciones que dilatan o nos ponen en trabajo de parto. Por otra parte, no todas las gestantes las van a sentir; mientras que otras las sentirán todo el tiempo (es más común sentirlas todo el tiempo en personas multíparas). Algunas gestantes se dan cuenta de que están teniendo una contracción porque sienten la molestia; mientras otras solo sienten que el vientre se pone abultado y duro.

En aquellas gestantes que sienten molestia con las contracciones de Braxton Hicks, la recomendación es que aprovechen estos momentos para practicar las tecnicas de manejo del dolor que le enseñamos en este libro o en las clases de parto, tales como respiraciones, tecnicas de relajación, movimiento y posiciones, masaje, etc. En muchos casos el beber un vaso de agua, tomar un baño tibio, o cambiar de posición alivia la molestia.

A veces, en especial en las últimas semas de gestación, a muchas gestantes se le dificulta identificar si las contracciones son de Braxton Hicks o si realmente están en trabajo de parto. Para diferenciar, las contracciones de parto suelen durar más tiempo, son más frecuentes, y más intensas que las contracciones de Braxton Hicks. Usualmente las contracciones de Braxton Hicks se van cuando la gestante se mueve, o cambia de posición, o se recuesta y toma un vaso grande de agua.

Contracciones que NO son de Parto

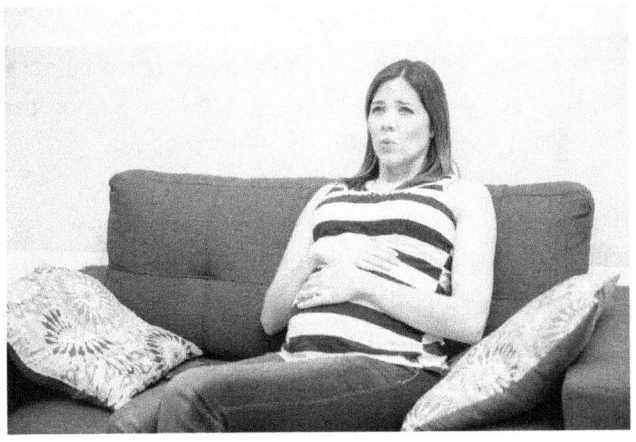

Todas las gestantes piensan que las contracciones es la "señal" que va a determinar si uno está de parto o no. Sin embargo, el tener contracciones no necesariamente significa que estemos en labor de parto. Las contracciones ocurren durante la gestación cuando el cuerpo libera la hormona oxitocina. Entre las razones para que el útero se contraiga están:

Exámenes pélvicos o vaginales—Ya al final de la gestación, en algún momento luego de la semana 35 de gestación (y de la prueba de Estreptococo Grupo B), el obstetra o la partera comenzarán los exámenes pélvicos. El examen pélvico puede ser molestoso para la mayoría (en especial si se barren las membranas), lo que puede también causar contracciones, que pueden ser tanto molestosas, como dolorosas. Este es un buen momento para poner en práctica las tecnicas de relajación que se enseñan en las clases de parto.

Relaciones íntimas—Tanto las relaciones íntimas como el orgasmo por sí solo, pueden causar contracciones, que pueden ser intensas y dolorosas; y que desaparecen tan rápido como aparecieron. A veces luego de las relaciones íntimas, la gestante nota que el vientre se le pone duro, con o sin dolor; y esto también es "normal".

Ejercicio—Ya al final del embarazo, las actividades de ejercicio (aun el moderado) puede causar contracciones. Esto es normal, y se considera beneficioso, tanto para el bebé como para la gestante.

Deshidratación—Es importante que toda gestante se mantenga bien hidratada, ya que la deshidratación pudiese provocar hasta un parto prematuro. Las gestantes no solo se deshidratan en los meses de calor o de verano. Hay que tener en cuenta que la frecuencia de ir al baño a orinar, sin reponer estos líquidos, podría causar deshidratación. Por eso es tan importante beber agua luego de orinar. Si se nos presentan contracciones, lo primero que tenemos que hacer es tomarnos un vaso grande de agua, y recostarnos. Si las contracciones continúan, y se tienen menos de 37 semanas de gestación, es recomendable llamar al obstetra o partera.

Estimulación de los pezones—El estímulo de los pezones, ya sea por lactar mientras se está en gestación, durante las relaciones íntimas, o con una sacaleches puede provocar contracciones. Es por esto por lo que algunas personas utilizan la bomba de extracción como una fuente para inducir el parto de forma "natural". En el caso de que las contracciones sean debido a la lactancia, la gestante puede parar la lactancia por unos minutos, hasta que se vayan las contracciones.

NOTA: Si se tiene más de 5 contracciones en una hora, y todavía no se tienen las 37 semanas de gestación, la recomendación es llamar a su obstetra o partera de inmediato; ya que esto puede ser señal de parto prematuro. Por otra parte, si se tienen más de 37 semanas de gestación, y las contracciones se vuelven más intensas, y se acercan más en intervalo entre una contracción a otra, es muy probable que se esté de parto.

Técnicas para contrarrestar el dolor de parto

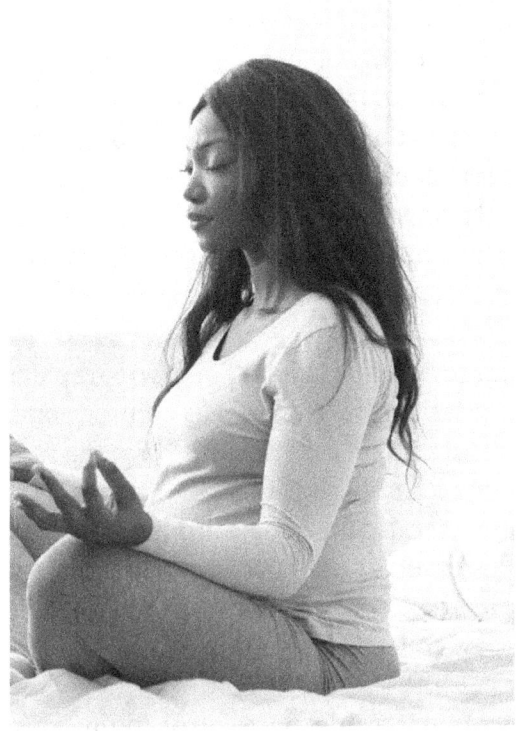

Dentro del mundo de la educación prenatal, hay muchos estilos y técnicas para preparar a la pareja para el parto. Sin embargo, la mayoría evita hablar sobre el dolor, utilizando palabras como molestia, presión, incomodidad, etc. Esto resulta en que muchas gestantes llegan al parto sin la adecuada preparación física ni mental para afrontarlo.

El proceso de escoger que técnicas se van a utilizar para controlar el dolor durante el parto es uno individual. Algunas gestantes escogerán no utilizar ninguna intervención médica, mientras que otras sí las utilizarán.

Sea cual sea la decisión que la gestante o parturienta tome, esto no te hace ni mejor ni peor persona. Sin embargo, se enfatiza que uno no se encierre en una noción única y exacta del método que se utilizará durante el parto, aun cuando la persona haya tenido partos anteriores. **No es hasta el día de de parto que realmente uno toma esas decisiones.** Todos los partos son diferentes. La mejor opción para una gestante es conocer toditas las opciones disponibles, tanto médicas como naturales.

Siempre que se habla de "dolor" de parto, rápidamente pensamos en las contracciones. Las contracciones son el producto del efecto de la oxitocina (hormona maternal), la cual causa que los músculos uterinos se contraigan. Siempre que un músculo trabaja arduamente y por mucho tiempo el resultado es un músculo cansado, donde la concentración de ácido láctico causa incomodidad y muchas veces, dolor.

También habrá dentro del parto otros momentos de dolor, como por ejemplo, durante el examen pélvico para ver cuánto está dilatada (por lo general lo hacen en medio de una contracción, y esto definitivamente causa dolor).

Sin embargo, estudios demuestran que el dolor es mucho mayor cuando hay temor. Y aquí es que tenemos nuestra primera barrera—tanto las películas en el cine como los programas de televisión nos presentan el parto a una parturienta a gritos a gritos. No siendo esto suficiente, siempre están las historias de horror de nuestros familiares, amigos y hasta de desconocidos.

Esto se compara a, si estamos en una playa, y alguien nos dice que hay tiburones, esto definitivamente daría mucho temor. Pues sucede lo mismo con el parto. El primer objetivo cuando educamos a las gestantes para el parto es brindarles el conocimiento suficiente para que esta pierda el temor infundido al parto, de forma que el resultado sea un **parto sin "temor"**.

Existen varias técnicas que podemos utilizar eficazmente para contrarrestar el dolor del parto:

- ❖ Tomar un baño o ducha
- ❖ Dormir
- ❖ Masaje
- ❖ Utilizar técnicas de relajación (física, mental y emocional—respiración, meditación, auto hipnosis)
- ❖ Posiciones
- ❖ Vaciar la vejiga frecuentemente
- ❖ Sonidos graves
- ❖ Medicamentos

No importa si en el plan de parto la gestante escogió no utilizar ningún tipo de medicamentos, o si está indecisa; lo importante es conocer y practicar las diferentes técnicas de manejo de dolor de parto, de forma que se pueda reconocer cuales les son útiles el día de parto. Hay que recordar siempre, que la clave de un parto exitoso es la **flexibilidad**.

Terapia de calor—El aplicarse calor funciona a aliviar las molestias del parto cuando el dolor es moderado. El calor ayuda a expandir los vasos sanguíneos, aumentando el flujo de sangre al área, proveyendo así relajación.

Terapia de frío—El frío se utiliza cuando las molestias de parto son más severas. Usualmente se utiliza durante el trabajo de parto cuando hay mucho dolor de espalda. Algunas parturientas utilizan el frío también cuando se sienten muy acaloradas durante el trabajo de parto.

Terapia de masaje—Por lo general, el dolor y la tensión son aliviados al utilizar el masaje, ofreciendo presión en el área donde hay molestia o dolor. No hay que ser un profesional para dar un buen masaje. Lo más importante es que el acompañante escuche a la parturienta, de forma que pueda utilizar técnicas apropiadas para su molestia. Un masaje suave (con la punta de los dedos (haciendo presión como en los parpados de los ojos) es bueno para el área de la barriga. Un masaje de presión sólida (conocido como **masaje de contrapresión**) es bien útil en la espalda baja en el área del sacro.
Hay lociones que pueden servir de gran ayuda durante el masaje, como por ejemplo, lociones calmantes que contienen manzanilla o lavanda. Los aceites esenciales también sirven de gran ayuda. La loción ayuda a reducir la fricción durante el masaje.

Técnicas de relajación

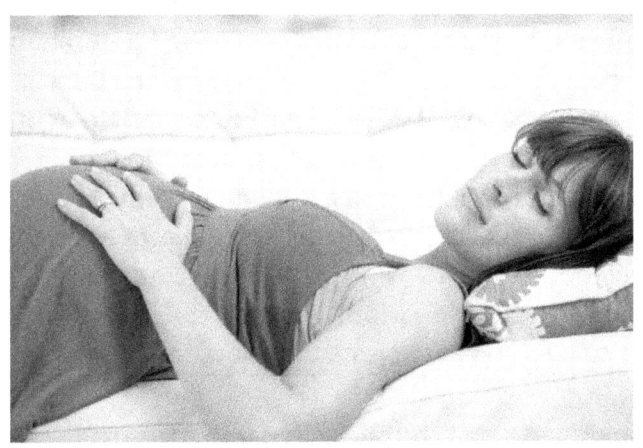

Para aprender a relajarse, un buen ejercicio es el ejercicio de **"tensar y relajar"**, el cual consiste en ir tensado diferentes áreas del cuerpo y luego relajarlas, de forma de poder reconocer la diferencia entre un músculo relajado y un músculo tenso. Durante la relajación se recomienda relajar la mandíbula; tener los labios separados; y tener el área del perineo relajado. Al loa persona relajarse, llega mejor la sangre oxigenada al útero, ayudándole a eliminar las toxinas (como el **ácido láctico**), lo cual promueve el dolor.

> **--Ejercicio de relajación—**
> Se comienza con la gestante colocándose en una posición cómoda para esta. Su acompañante le irá nombrando áreas del cuerpo para que esta tense y relaje. Debe ir a todos los músculos, al menos una vez, preferiblemente en el orden de la cabeza a los pies. Las áreas donde se acumula más tensión son la mandíbula, el entre cejas, los hombros y el cuello. Una vez se termina este ejercicio, se recomienda que la gestante se mantenga quieta y se concentre en tu respiración. Esta se debe fijar cómo se siente su cuerpo cuando está completamente relajada.

La mayor parte de la tensión se guarda en la mandíbula. Si se aprieta la mandíbula por un momento, se puede notar como la tensión va transportándose a otras partes del cuerpo. Es por esto por lo que hay que darle énfasis al relajamiento de la mandíbula y los labios.

Respiraciones de parto

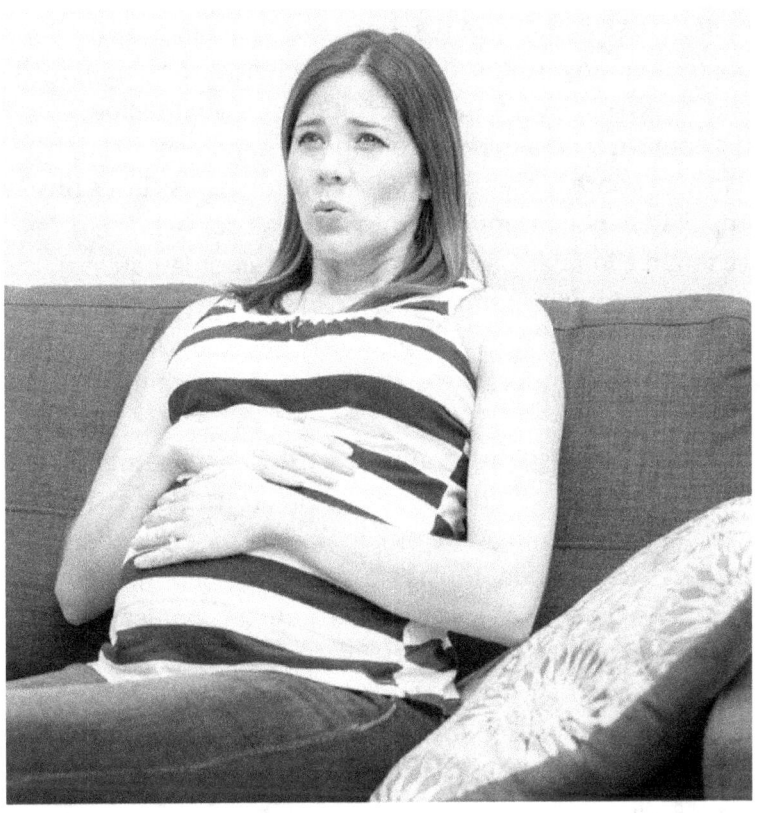

No importa el método que se tome de clases preparatorias para el parto, prácticamente todas incluyen tecnicas de respiración. Un ejemplo conocido es el curso de Lamaze, que existe desde 1960, y de donde se basan la mayoría de los otros cursos preparatorios para el parto. No importa el método de respiración que tomemos (y practiquemos), las respiraciones nos ayudan a el manejo, tanto físico como emocional, durante el trabajo de parto.

Una de las destrezas que aprendemos con las diferentes tecnicas de respiración, es que aprendemos a estar conscientes de nuestra respiración. Por ejemplo, en algunos cursos se recomienda que mientras practiquemos las tecnicas de respiración, meditación, visualización, hipnoparto u otra; que se coloque la mano sobre el pecho y la otra sobre el vientre. En la mayoría de las clases nos enseñan a inhalar por la nariz, y exhalar por la boca; otras enseñan a inhalar y exhalar únicamente por la nariz, y otras únicamente por la boca. Lo importante es estar conscientes de nuestra respiración. Al estar con conscientes de nuestra respiración, esto nos calma.

El aprender a respirar profundo, y exhalar suavemente (o lentamente) no solo nos ayuda a relajarnos, sino evita que nos hiperventilemos (que es común que pase cuando estamos bajo miedo, tensión o dolor). Hay un momento durante el parto que uno utiliza esta técnica únicamente durante la contracción. Pero si se va a practicar durante el parto algún ejercicio de relajación, meditación, visualización o hipnoparto, se puede hacer la técnica de respiración durante todo el ejercicio, haya o no contracción.

También se puede utilizar esta técnica de respirar profundo y exhalar largo, cuando se pone en práctica el ejercicio de "tensar y relajar", el cual consiste en tensar diferentes partes del cuerpo (por ejemplo, comenzando por los pies, luego los glúteos, luego los brazos, luego la mandíbula y ultimo la frente), inhalando cuando tensamos, y exhalando cuando relajamos.
Y mientras que hay muchas otras tecnicas de respiración, en especial dentro del método Lamaze, la queja de muchas personas era que se le dificultaba reconocer o

recordar en qué momento utilizar cual técnica. Utilizando la tecnología a nuestro favor, existen hoy en días diferentes apps o aplicaciones que ayudan para practicar y utilizar tecnicas de respiración. Algunas hasta se sincronizan con un reloj especial, para así recordarnos cuando inhalar y cuando exhalar. En lo personal recomiendo un app llamado "Breathing App".

La Visualización

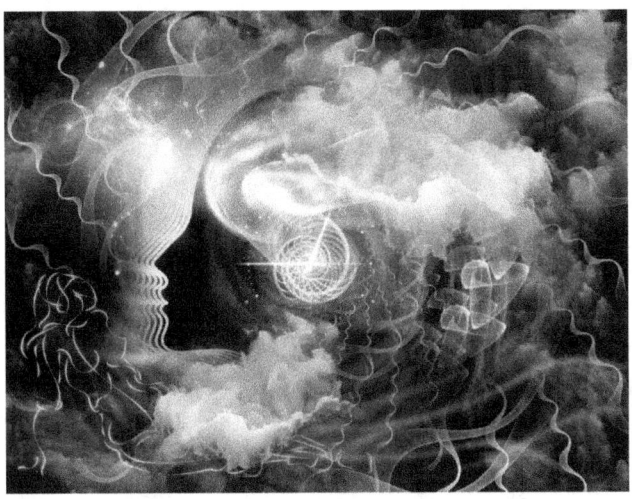

La visualización es una técnica bien útil de relajación. A muchas gestantes les funciona visualizar su **parto "ideal"** como una experiencia positiva. Visualizan su cérvix dilatándose, el bebé bajando, etc. En algunos casos, visualizan su cérvix "abriéndose" como una flor, etc. Es bien importante que, si se va a utilizar la técnica de visualización, la gestante puede utilizar técnicas previamente escritas, como también se enfatiza que la gestante escriba su propia técnica (es bien importante la individualidad de cada visualización), de forma que su acompañante se la pueda leer suavemente durante el proceso de relajación. Se fomenta que se incluyan detalles importantes como visiones, olores, gustos, sonidos, etc.

Tecnicas de visualización en el parto:

La visualización es una técnica de relajación para el parto que le es funcional a la mayoría de las parturientas. Mientras que a veces las grabaciones y lecturas nos enfocan en un ambiente de visualización que va desde estar frente al mar, o en un bosque, o en un jardín lleno de flores; usualmente en el parto funciona algo más personal.

Creando un ambiente personalizado— A veces, el revivir una experiencia personal, desde hablar de cómo se conocieron, esa primera cita, el día de la boda, un viaje etc., ayuda grandemente, en especial en aquellas personas que se les hace difícil recrear imágenes. En estas visualizaciones se pueden incluir cosas, olores, sabores, sonidos, etc. Lo importante es vivir y pintar la escena que queremos que la parturienta visualice. Mientras la pareja o el acompañante hace la historia, este puede observar a la parturienta, y ver cómo se comporta, por ejemplo, si se está trincando durante la contracción.

Visualizar el parto ideal—Obviamente para efectuar esta técnica, la pareja o acompañante tiene que conocer de antemano cual es el parto que sueña la persona. Mientras la pareja o el acompañante hace la historia, este puede observar a la parturienta, y ver cómo se comporta, por ejemplo, si se está trincando durante la contracción.

Visualizar el trabajo de parto—Esta técnica consiste en la pareja o acompañante explicando lo que sucede en el cuerpo de la parturienta; visualizar su cérvix borrando y dilatando; el bebé bajando por el canal de parto, etc.

El Punto Focal

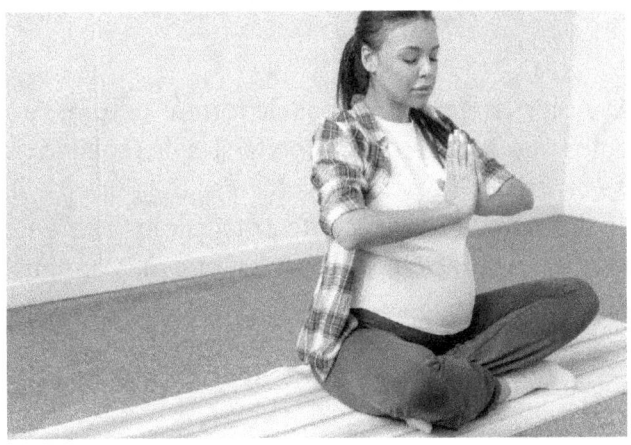

A algunas personas les ha funcionado concentrarse en un punto focal durante la contracción. Esto puede ser desde una fotografía u objeto que traemos desde casa para el hospital (personalmente he utilizado mucho la ropita con que la pareja piensa sacar al bebé cuando los den de alta del hospital); un punto en la pared o en el techo de la habitación, la cara de nuestra pareja, etc.

Hay muchas parturientas que prefieren mirar a los ojos a su pareja o acompañante de parto (como la doula); y se ha encontrado a través de estudios científicos que esta ayuda a liberar oxitocina (la hormona del amor). Esta técnica en especial es de gran ayuda cuando la parturienta pierde el control, tiene temor, o mucha ansiedad.

Por otra parte, hay parturientas que prefieren no mirar nada ni a nadie, y enfocarse internamente en sus visualizaciones, como por ejemplo, visualizar a su cérvix dilatándose, o a su bebé pasando a través del canal vaginal. Otras se visualizan en su lugar especial (cada cual tiene un lugar especial) o en una luz o color favorito.

NOTA: Aun cuando respiramos de forma "natural" y pensamos que estas tecnicas son fáciles, la realidad es que si no se practican, no serán una técnica útil durante el trabajo de parto. Es importante practicar los diferentes métodos de respiración, y escoger el que más nos guste.

El hipnoparto

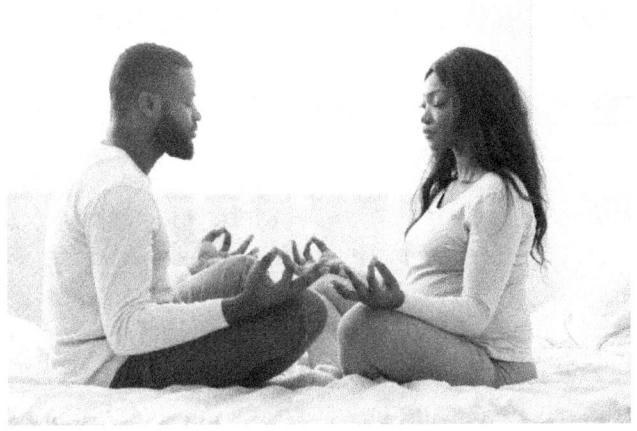

El hipnoparto es una filosofía de parto, donde se enseña la **autohipnosis** como método para lograr un parto natural. Esta técnica funciona en aquellas personas que dedican tiempo para escuchar y practicar la técnica. El hipnoparto emplea los mismos conceptos y tecnicas de los otros métodos de parto, como las respiraciones, la relajación, la vocalización, el apoyo de los acompañantes, etc.

La premisa del hipnoparto es que a las gestantes se les adoctrina de que el parto es un proceso que conlleva un dolor intolerable, y que hay que tenerle miedo; logrando que muchas gestantes lleguen al parto aterrorizadas, y tensas (lo cual lleva a un ciclo de miedo-tensión-dolor). El hipnoparto enseña a la gestante que su cuerpo sabe cómo parir; y que si se relaja durante el parto (con la ayuda de la autohipnosis), el cuerpo trabaja, experimentando menos tensión y dolor

Muchas personas piensan erróneamente que el hipnoparto es lo que se ve en las películas o en los espectáculos; donde la persona está bajo el control de otra persona. Sin embargo, el hipnoparto es todo lo contrario; el papel del hipnoparto es **empoderar a la gestante** para que su parto sea una experiencia tolerable.

En el curso de hipnoparto, se le brinda a la gestante, ya sea audios o material escrito para que esta escuche o practique de forma repetitiva. La gestante es quien decide cual forma de practicarlo es mejor para esta. Según el método de hipnoparto, cuando la gestante o parturienta está relajada, el cuerpo de esta maneja mucho mejor el proceso de parto (las contracciones son más efectivas, y el parto fluye).

Hay varias formas de guías dentro del método de hipnoparto; desde enfocarse en la relajación de la parturienta; a enfocarse en pensamientos positivos o afirmaciones; como guías para el manejo del parto activo y transición. La clave para el éxito del método de hipnoparto es la práctica (se recomiendan al menos unas 20 horas de practica para tener éxito con el método). Esto puede sonar como demasiado tiempo; pero en verdad, el dedicarle 30 minutos al día a la práctica, se consiguen las 20 horas de practica en menos de dos meses.

Mientras que no hay muchos estudios hechos en los otros métodos de parto; sí existe mucha evidencia científica en cuanto al hipnoparto. Se ha encontrado que muchas personas que practicaron el hipnoparto durante sus partos, describen sus procesos de parto como algo positivo (teniendo menos miedo y más control sobre sus partos). Un estudio encontró que un 51% de las parturientas que utilizaron el método de hipnoparto no utilizaron medicamentos durante el trabajo de parto y parto.

La hipnosis es un estado alterado de la conciencia. Es un estado normal que por lo general ocurre justo antes de quedarnos dormidos. En este momento, el cerebro comienza a emitir unas ondas que van desde el alfa hasta el beta, las cuales solo se podrían medir con un electroencefalograma. Como todos experimentamos este estado, todos podemos ser hipnotizados. El proceso que se conoce como hipnoparto, es aquel donde uno aprende técnicas de auto hipnosis para facilitar el proceso del parto.

La hipnosis funciona a través de auto sugerencias, donde tratamos de reemplazar los estímulos negativos con estímulos positivos. Las técnicas que se utilizan son las mismas que mencionamos antes; la de la relajación, la visualización, y la música.

Ejercicio de hipnoparto

Relajación—El acompañante lleva a la gestante o parturienta a tensar y relajar todas las partes del cuerpo, dando énfasis a la relajación de la mandíbula, labios, y área del perineo. Cuando el cuerpo esta relajado, no hay lugar para el miedo.

Respiración controlada—Se inhala por la nariz, y se exhala por la boca.

Visualización—Visualízate bajando por unos escalones...tu o tu acompañante comienzan a contar despacio 10...9...8...vas bajando más...7...estas totalmente relajada...6...solo escuchas la voz de tu acompañante...5...4...tu cara esta toda relajada y tus labios separados...3...2...tus parpados se sienten bien pesados y casi no puedes abrir los ojos...1...estas completamente relajada.

Tercer ojo—Fija los ojos (cerrados) entre medio de las dos cejas. Este lugar se conoce como el tercer ojo, donde se encuentran las relajaciones más profundas.

Visualiza que toda el área se convierte en una luz roja, que se va haciendo cada vez más pequeña, hasta que se desaparece.

Ahora, toda el área se convierte en una luz violeta, que se va haciendo cada vez más pequeña hasta que se desaparece.

Ahora, toda el área se convierte en una luz verde esmeralda, que se va haciendo cada vez más pequeña hasta que se desaparece.

Ahora, toda el área se convierte en una luz anaranjada, que se va haciendo cada vez más pequeña hasta que se desaparece.

Ahora, toda el área se convierte en una luz amarilla, que se va haciendo cada vez más pequeña hasta que se desaparece.

Ahora, toda el área se convierte en una luz azul, pero esta es diferente a las otras. Esta explota en una luz blanca, que se siente caliente en la piel, como los rayos de sol. La luz blanca comienza a cubrir todo tu cuerpo. La luz blanca cubre tu útero y le deja saber al bebé que tú estás calmada.

Ahora te encuentras en un estado profundo de relajación. Con el dedo del corazón de tu mano izquierda, haz un círculo sobre tu pecho. Este círculo es tu ancla. Siempre que utilices esta ancla, te encontraras en un estado de profunda relajación.

*Se utiliza el ancla cuando se esté ansiosa, con miedo o con dolor.

Otra técnica de hipnoterapia que se puede utilizar, especialmente durante el momento de transición, o si las contracciones son muy molestas lo es el enfocarse en el tercer ojo.

Ejercicio del Tercer Ojo

Enfócate en tu tercer ojo. (Mientras, tu acompañante te aprieta el tobillo izquierdo)

Mientras estas enfocada en tu tercer ojo, vez la luz blanca cubriendo todo tu tobillo.

Se recomienda practicar este procedimiento, al menos una vez a la semana.

Es bueno comenzar las técnicas de hipnoparto tan pronto como comiencen las contracciones, ya que esto te ayuda a relajarte desde el comienzo. Aparte de que el acompañante comienza a efectuar su rol desde el principio.

Vocalización durante el parto

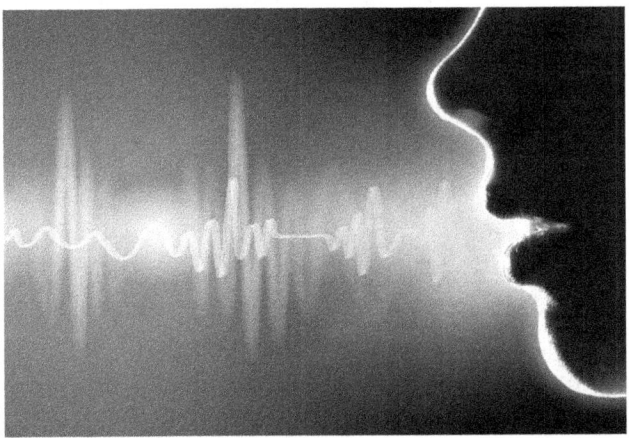

Mientras que ponerse a gritar no es favorable durante el parto, el hacer algunos sonidos durante el parto es casi instintivo y bien favorable. Se pueden hacer gruñidos (como hacen los levantadores de peso) durante el pujo.

> **Ejercicio de vocalización**
> ¿Grita...notaste como se aprieta tanto tu garganta como tu área genital? ¿Ahora haz un gruñido...sientes como el cuerpo se suelta? Así mismo ocurre durante el parto.

Cuando una parturienta está sintiendo la intensidad del parto, esta puede manejarlo mejor cuando es capaz de vocalizar y hacer los sonidos que su cuerpo le pide. La vocalización durante el parto es una forma de manejo del dolor de parto. No se debe fomentar que la parturienta esté callada durante el parto, si el deseo de esta es de vocalizar.

Una forma sencilla de fomentar la vocalización es que la parturienta haga una respiración profunda, y mientras exhala, haga algún sonido como:
"H"...haaaaaaaaaaaa...
"U"...uhhhhhhhhhhh...
"M"...mmmmmmmm...
"O"...ohhhhhhhhhhh...

Si durante el parto los sonidos que hace la parturienta son altos y de pánico; entonces la pareja o acompañante debe fomentar que esta haga esos mismos sonidos, pero de forma baja y controlada. Es importante que la persona de apoyo haga contacto visual con la parturienta, y que la guie mientras esta vocaliza. Esto significa que es muy probable que la persona de apoyo tenga que hacer las vocalizaciones con la parturienta, lo que es de gran ayuda.

NOTA: Si la gestante o la parturienta siente que hay un sonido de estos que prefiere, o que le gusta más; este sonido es el que mejor le va a funcionar para que el parto progrese.

Ambiente de parto

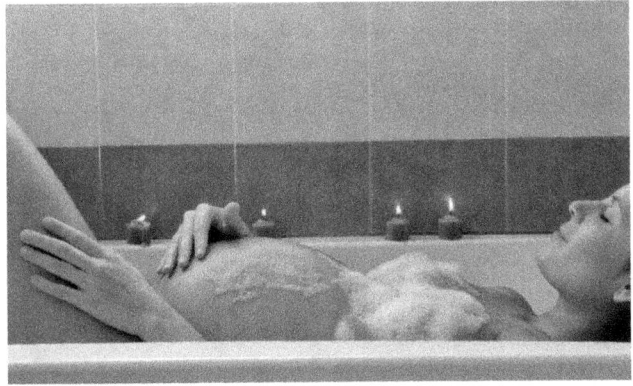

El ambiente de parto, que consiste en la iluminación, silencio, apoyo, música, y temperatura y aromaterapia (cosas que afectan nuestros 5 sentidos) es algo que la parturienta puede controlar en cierta medida; creando el ambiente desde el hogar, y llevándolo así mismo al hospital o centro de maternidad; de forma que esta puede "personalizar" y "familiarizar" un ambiente que no es hogareño. A la hora de crear nuestro ambiente, lo ideal es pensar en un ambiente donde podamos relajarnos y descansar, como nuestra habitación, o un spa.

Iluminación—El ambiente debe inducir a la relajación; y las parturientas se sienten más relajadas en oscuridad (luces bajas, cortinas cerradas, etc.)

Silencio—El silencio también conduce a la relajación. Durante la contracción no es el momento de estar haciendo preguntas, ni comentarios. El tono de voz de los acompañantes debe ser bajo.

Apoyo—El equipo de apoyo puede constar de la pareja, familiar, amistad, doula, etc. La función de los acompañantes no es solo acompañar a la parturienta; sino también dar apoyo físico como emocional. Se puede dar masaje, ayudarla con el cambio de posición, acompañarla al baño, proveerle información, etc. El estar sola durante el trabajo de parto causa tanto tensión como miedo. Es de suma importante que la parturienta cuente con su equipo de apoyo, quienes le brindan consuelo y alivio; y le hacen saber que no está sola; y que están ahí para brindar apoyo, tanto físico como emocional.

Música—La música no solo afecta las emociones, sino que también la memoria (por eso la recomendación de que se hagan los ejercicios de respiración junto con la música). La gestante puede hacer su listado de música para tenerlo listo para el día de parto. Sin embargo, hay que tener en cuenta que hay personas que se sienten mucho mejor en silencio total. En estos casos, la música no es apropiada.

Aromaterapia—Esto puede ser a través de aceites esenciales, velas de olor, cremas de masaje, etc. De la misma forma, hay personas que no le agradan los olores (hay personas que los olores le provocan alergia, dolor de cabeza, náuseas, vómitos), y la aromaterapia no sería apropiada.

Música para el parto

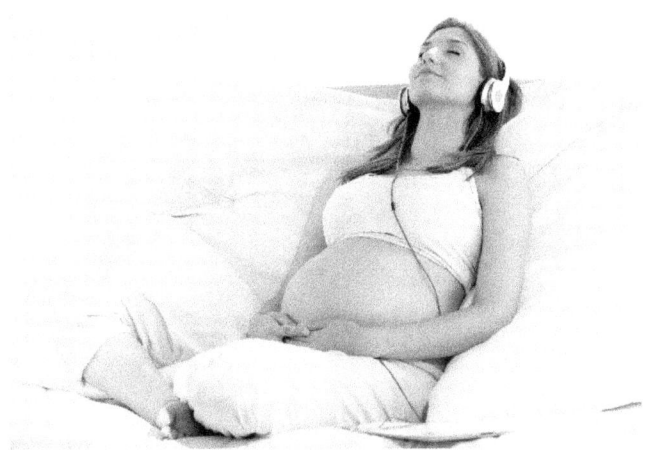

Nuestras memorias están unidas a la música. Por ejemplo, las personas se aprenden las cosas más fáciles con música. Durante la infancia, muchos maestros utilizan canciones para enseñar algunas tareas. Por eso recordamos canciones que no hemos escuchado en mucho tiempo. Aparte de que la música trae consigo este componente de memoria, también la música tiene la habilidad de afectarnos tanto física, emocional como espiritualmente. Ciertos tipos de música nos causan melancolía, otros abandono total, otros nos ayudan a el autocontrol, algunas nos entusiasman, etc. Por esto es por lo que se recomienda para el momento del parto aquel tipo de música que nos relaja fisiológicamente y nos ayuda a enfocarnos en el trabajo de parto de forma positiva. Un tipo de música armoniosa nos ayuda a obtener paz, serenidad, y armonía automáticamente durante el proceso de trabajo de parto. Por esto recomendamos que consideren utilizar música cada vez que se practiquen los ejercicios de parto, durante el trabajo de parto y también durante la lactancia.

Aceites esenciales recomendados durante el parto

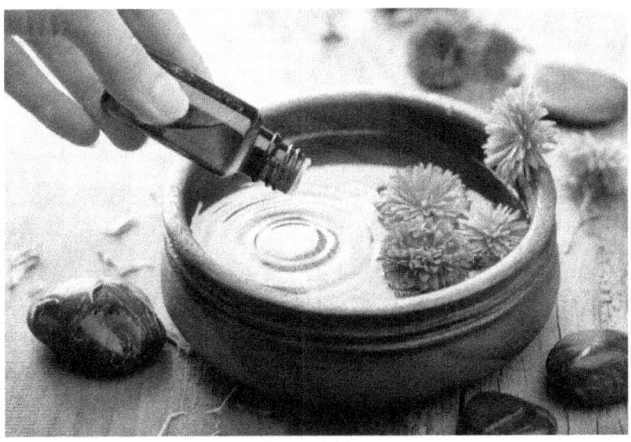

Hay una variedad de aceites esenciales que se pueden utilizar durante el trabajo de parto. No es necesario ir a comparar todos, ya que su uso efectivo también depende del gusto de la persona hacia ciertos olores. Lo bueno de los aceites esenciales es que no solo es que ayudan en el parto, sino que también, hay tanta variedad, que si no le gusta el olor de uno, se puede utilizar otro. Entre la lista de aceites esenciales que aquí presentamos, se toma en cuenta que unos ayudan a aliviar las molestias del parto sobre el cuerpo, mientras que otros ayudan a relajar a la parturienta durante el trabajo de parto y parto. Hay que tener en cuenta que el uso de aromaterapia como técnica para el manejo del dolor de parto sólo será efectivo dependiendo del estado emocional de la parturienta. Es decir, para que sean efectivas, la parturienta no debe ir al parto dentro de un patrón de miedo, ansiedad. Es bien importante que la cantidad de aroma sea compatible con la persona (si la parturienta no le gusta "x" aroma, sus efectos serán negativos).

Albahaca—promueve el estado de alertes y ayuda a aliviar la ansiedad. Se puede utilizar para dar masaje en la espalda como en el vientre.

Pimienta negra—es bueno durante el parto para calmar la ansiedad, y ayudar a que la madre se enfoque en su parto. Como este ayuda a la circulación, es un buen aceite para utilizar para los masajes de espalda y vientre.

Naranja—debido a que este aceite da muchas energías (aparte de que huele riquísimo), se recomienda para utilizarse cuando el parto es podromal, parto largo, o parto estancado, ya que ayuda cuando una está cansada, y necesita un estímulo emocional.

Menta—este es de gran ayuda si la madre está presentando nauseas o vómitos durante el trabajo de parto. Ayuda a darle energía a la madre y a enfocarse. Se puede usar como compresas en el área donde la madre siente molestia, ya que ayuda a "enfriar" el área.
El aceite esencial de menta se puede usar durante el parto para aliviar las náuseas. La menta también admite el enfoque, es energizante y puede usarse en una compresa para enfriar el cuerpo cuando se sobrecalienta.

Ylang Ylang—ofrece energía, calma a la madre, y la ayuda a estar positiva durante el parto. Se puede usar para masajear a la madre, si esta tiene mucha tensión o nervios durante el parto.

Salvia (Clary Sage)—ayuda a aliviar tensión, que el parto progrese (ya que fomenta las contracciones), como también ayuda al nacimiento de la placenta. Se puede usar para dar masaje, como echarlo en el agua de baño. No se recomienda si las contracciones están muy difíciles para la madre.

Geranio—fomenta la circulación, y es bueno para manejar las técnicas de respiración durante el trabajo de parto. También ayuda a balancear los diferentes estados emocionales durante el
parto.

Jazmín—alivia el dolor de parto, fortalece las contracciones, promueve el parto, y aumenta el suplido de leche en la lactancia. Es excelente cuando se mezcla con lavanda, aceite de onagra (primerose oil) y vitamina E para el masaje en el perineo.

Lavanda—alivia el dolor de parto, fortalece las contracciones, y calma a la madre. Ideal para reducir las estrías. Hay que tener en cuenta que mientras menos aroma, mejor funciona. Es un buen aroma para darle la bienvenida al recién nacido.

Frankenincience—acelera el parto y abre la cérvix.

Rosa—crea un efecto de limpieza en el útero; buen antidepresivo; relaja los ligamentos (excelente para el pujo de bebes grandes). Ya que el aroma es fuerte, solo se recomienda una gotita en el agua de baño durante el trabajo de parto. Ayuda mucho visualizar que el útero se abre como un capullo de rosa, mientras se usa este aceite.

Técnicas de Acupresión para el trabajo de parto

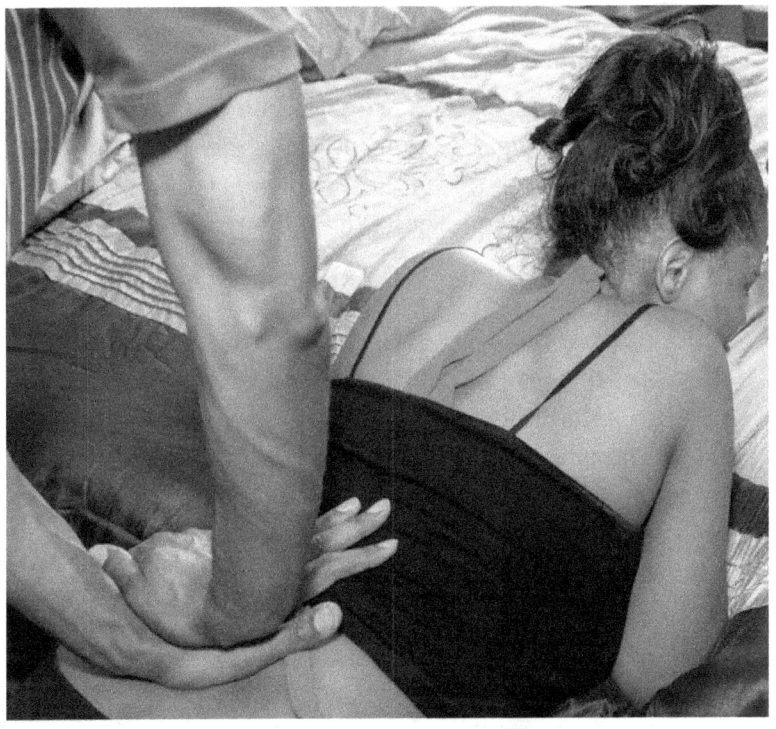

La acupresión es una de las técnicas útiles para el manejo de dolor de parto. En la medicina tradicional China, estas se utilizan para ayudar a que el cuerpo trabaje más eficiente. Y según la medicina moderna, estudios demuestran que estas técnicas de acupresión promueven que el cuerpo libere endorfinas, las cuales bloquean los receptores de dolor del cerebro, ayudando a dilatar la cérvix, y aumentando la eficacia de las contracciones. Estas técnicas son fáciles de usar; y se pueden utilizar desde el principio de parto, ya sea por el acompañante o por la doula.

Estudios demuestran que un 83% de las parturientas en trabajo de parto las encontraron beneficiosas; un 60% de estas encontrándolas excelentes para el manejo de parto. En la medicina tradicional China se dice que los **puntos meridianos** son una serie de canales que transportan **energía (chi)** a través del cuerpo. Estos meridianos son un sistema separado de los nervios, capilares y ductos linfáticos. Según la medicina China, existen 600 puntos meridianos.

Los puntos meridianos que aquí mencionamos solo se deben presionar, ya sea para "inducir" el parto de forma natural, o para acelerar y aliviar el dolor durante el trabajo de parto. Hay que tener en cuenta que el trabajar estos puntos meridianos durante el trabajo de parto, ayuda a que la parturienta se apodere del parto, a la vez que su acompañante o doula se envuelva de forma eficiente durante el parto. El trabajar los puntos de acupresión tiende a ser de gran beneficio si se trabajan una vez comienza el parto, en lugar de dejarlo para cuando ya empiece el dolor fuerte. Las personas que han utilizado estas técnicas mencionan que no solo el nivel de dolor fue menor, sino que también podían manejar mejor el trabajo de parto, sintiéndose bien, calmadas y relajadas. Muchas personas han utilizado estas técnicas en conjunto con las técnicas de hipnoparto.

Punto de acupresión del pie—Este punto se puede encontrar en la planta del pie cuando la persona flexiona los dedos del pie hacia el talón del pie.

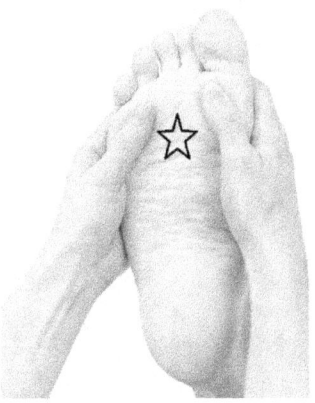

- ❖ Se puede presionar esta depresión en el pie, presionando hacia adentro y luego hacia arriba, hacia el dedo gordo del pie.
- ❖ Este punto meridiano tiene un efecto relajante, que se puede utilizar en cualquier momento durante el trabajo de parto. Se dice que es bien efectivo durante la segunda etapa de parto (el pujo).
- ❖ También se dice que es bien efectivo cuando la parturienta pierde el control (cae en pánico).
- ❖ Ayuda a relajar el perineo durante la segunda etapa de parto (el pujo) evitando el desgarre y la episiotomía.

Punto de acupresión sobre el tobillo—Este punto meridiano es bien importante para ayudar a que la cérvix se dilate. Se puede utilizar cuando el parto está siendo lento y no progresa. Este punto se encuentra a cuatro dedos sobre el hueso del tobillo. Encontraras que este punto es bien suave.

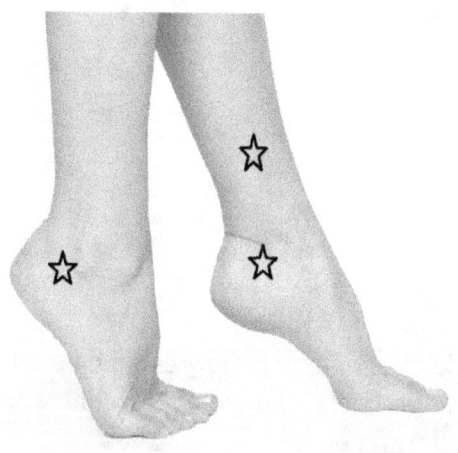

- Se aplica presión directa con el dedo índice o con el dedo pulgar.
- Se recomienda presionar sobre este punto, una pierna a la vez, por aproximadamente un minuto. Media hora después, aplica la presión sobre la otra pierna.
- Algunas parturientas sentirán las contracciones fortaleciéndose luego de ser aplicada la presión.
- Se debe descontinuar la presión una vez el parto se establezca.
- Se puede utilizar si la parturienta tiene ganas de pujar, pero todavía no ha dilatado por completo. En este caso, aplica presión fuerte en el área con los nudillos.
- Si se rompió fuente (aguas), pero no han comenzado las contracciones, se puede aplicar la presión para que comience el parto.

Punto de acupresión en la espalda baja—El punto meridiano (BL32) es aquel entre los dos "rotitos" que forman las caderas, entre las nalgas y la espina dorsal. Es importante que NO se presione sobre estos rotitos. Se podrá notar un hundimiento en el lugar donde se encuentra este punto meridiano. Durante el parto, se puede presionar con la mano (masaje de contrapresión). Con el progreso del parto se puede notar que la parturienta pedirá que se vaya bajando la presión, más hacia las nalgas. Esto es porque la acupresión en esta área se mueve al igual que el bebé se va moviendo en la pelvis.

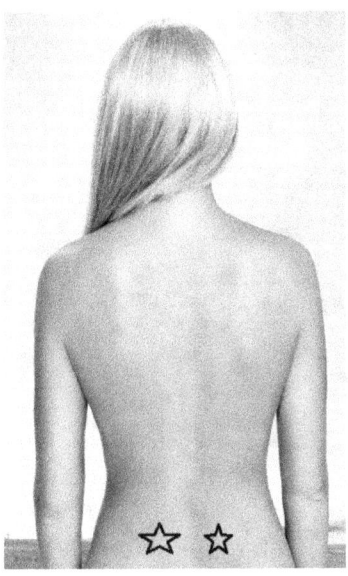

- Mientras que algunas personas usan la palma de la mano, otros usan los nudillos para aplicar presión firme.
- Este punto meridiano en la espalda baja tiende a ser uno de los puntos más frecuentemente estimulados. Este produce un efecto anestésico durante las contracciones.

❖ La parturienta puede sentir el área adormecida, tibia, o zumbando.
❖ Si la parturienta siente dolor, es que no estas presionando en el área correcta.

Punto de acupresión en las caderas—Se "dibuja" una línea imaginaria desde donde comienzan las nalgas. Si vas presionando por esta "línea imaginaria" se encontrará un área suave entre donde comienza la nalga y la cadera.

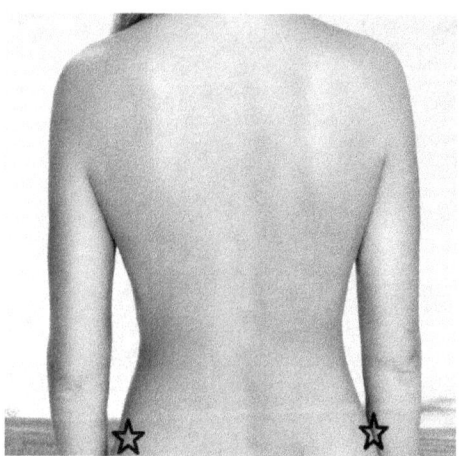

❖ Se ofrece presión en este punto meridiano durante las contracciones. Es también bien efectivo durante la transición.
❖ También este punto meridiano se puede estimular días antes de la fecha de parto, en conjunto con masaje sobre el sacro, de forma que se libere energía de la pelvis, fomentando un buen parto.

Punto de acupresión de la palma de la mano—Este punto de acupresión se encuentra en la palma de la mano, donde se encuentra la "grieta" de la mano donde los dedos se unen a la palma de la mano. El ofrecer presión sobre estos puntos meridianos, con la ayuda de una peinilla pequeña, ayuda a que el cuerpo libere endorfinas, que son un analgésico natural que el cuerpo libera. Se sujeta la peinilla de forma que los dientes de la peinilla estén tocando los puntos meridianos. La parturienta puede presionar la peinilla durante las contracciones.

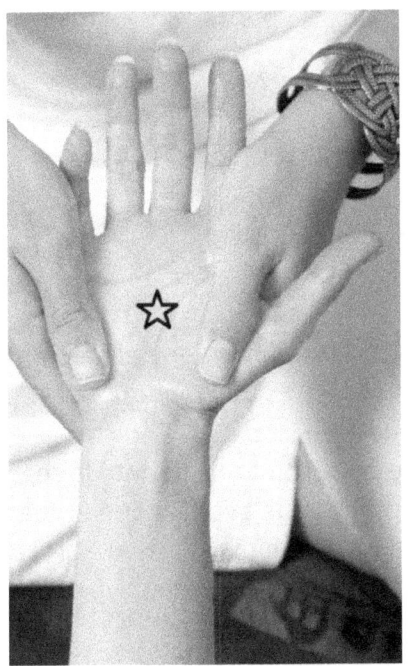

Punto de acupresión en la mano—Este punto se encuentra entre el dedo pulgar y el dedo índice. Simplemente se aplica presión durante las contracciones como se ve en la foto.

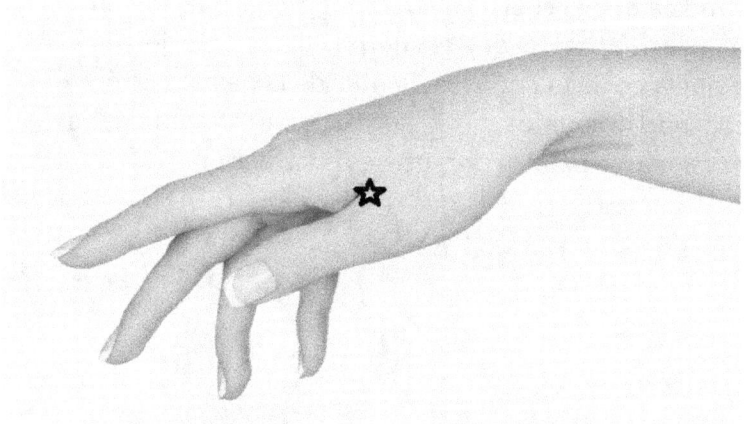

- La presión en este punto tiene el efecto de intensificar las contracciones. Es de gran utilidad si las contracciones son irregulares.
- También se puede utilizar durante la segunda etapa de parto (el pujo) ya que ayuda a que el cuerpo mueva al bebé por el canal vaginal. Es bien útil si el pujo de la parturienta no está siendo efectivo.

Punto de acupresión en la muñeca—Este punto se encuentra directamente entre los tendones de la muñeca. Se puede utilizar este tipo de presión si la parturienta está presentando nauseas o vómitos durante el trabajo de parto.

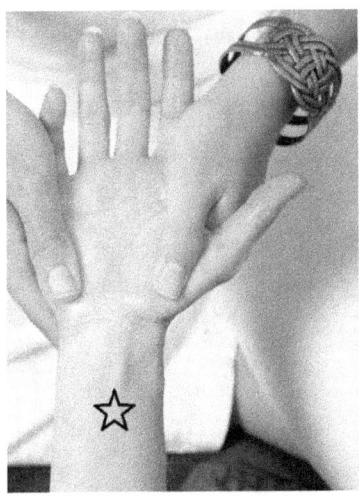

- ❖ Se presiona el área por cinco minutos corridos.
- ❖ Se puede aplicar en ambas muñecas o en una sola.

Punto de acupresión en el hombro—Este punto meridiano esta entre el hombro y la parte prominente del cuello (C7 es el hueso prominente en el cuello, que lo vemos moverse cuando viramos la cabeza de lado a lado). Este punto está en la parte alta del músculo. La parturienta en trabajo de parto puede sentir adormecimiento, zumbido o una sensación caliente cuando se presiona este punto meridiano.

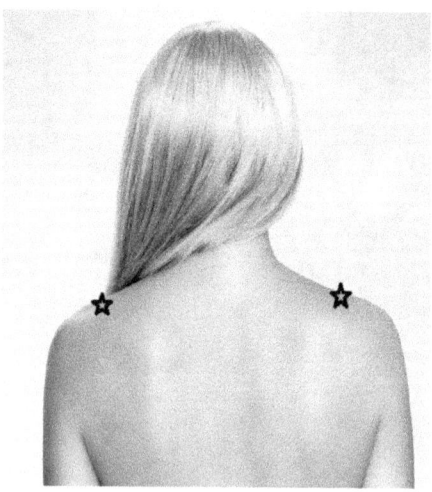

❖ No se debe "sobar" el área, sino aplicar presión fuerte sobre el área con el dedo pulgar.
❖ Al usar el pulgar, la presión debe venir de tu brazo en lugar de la coyuntura del dedo (de otra forma la persona que está aplicando la acupresión lo que lograra es lastimarse el dedo).
❖ La presión se puede aplicar al comienzo de la contracción; manteniendo una presión constante, pero más liviana a la vez que se intensifican las contracciones.

Punto de Acupresión del "Tercer Ojo"—Este punto se encuentra entremedio de las cejas, en el espacio donde el puente de la nariz se une con la frente. El presionar este punto meridiano ayuda a aliviar el dolor durante las contracciones, como luego también ayuda a la lactancia.

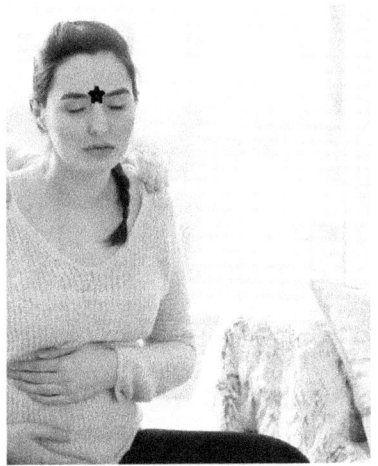

Posiciones para utilizarse durante el parto

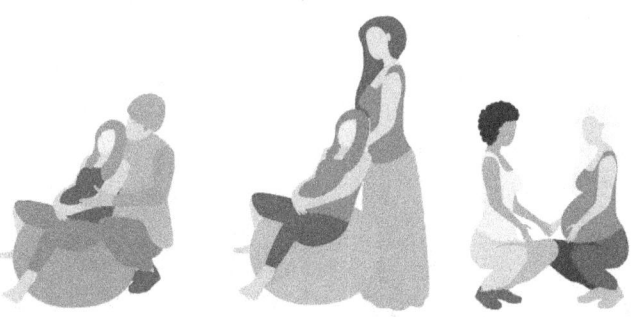

Las posiciones son de gran ayuda para aliviar las molestias del parto, ya que ayudan de gran manera a sentirse más cómoda durante el trabajo de parto. Si pensamos en el hueso de la pelvis; a través de este hueso es que tendrá que pasar el bebé. El hueso de la pelvis es un hueso que se flexiona y se amolda a la cabeza del bebé durante el parto. Mientras que hay posiciones que ayudan a aliviar las molestias y a avanzar el parto, también hay posiciones que interfieren con el progreso del parto.

El conocer que posiciones se pueden utilizar durante el parto es beneficioso, ya que el cambiar de posiciones durante el trabajo de parto es una forma de ayudar al manejo del dolor de parto. De igual forma, el cambiar de posición ayuda a "acelerar o aumentar" de forma natural el proceso de trabajo de parto. La mayoría de las posiciones se pueden hacer sin la ayuda de nadie. Sin embargo, es recomendable practicar con la pareja o con las personas que van a estar en el parto, de forma que cuando llegue el momento del parto, estas estén familiarizadas con el proceso.

A continuación, ofrecemos un listado de diferentes posiciones que sirven de ayuda durante el trabajo de parto. Sin embargo, es importante recalcar el que hay que ser flexible en cuanto a que posición utilizar, debido a que cada caso es individual y algunas posiciones se sentirán mejor que otras.

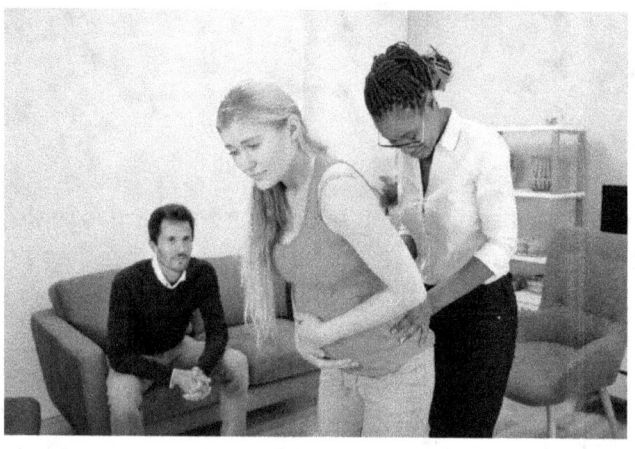

Posiciones mientras se está parada—El estar parada ayuda grandemente al parto, ya que se está trabajando a favor de la gravedad, y es una forma natural de "acelerar o aumentar" el parto. Mientras que no sería recomendable irse a caminar por la pista de correr o en un centro comercial (esto es más bien recomendable como ejercicio durante la gestación, ya que no nos queremos agotar más de lo debido en el parto); sí sería recomendable caminar por la casa o en la misma habitación entre una contracción y otra (caminar durante la contracción puede hacer la contracción aún más dolorosa. Durante la contracción la parturienta puede pasarla con las piernas separadas (para que la pelvis se abra un 30% más). La parturienta se puede echar hacia el frente en una contracción, mover el torso hacia un lado en otra, mover la pelvis de lado a lado entre contracciones, o mecer la pelvis de al frente hacia atrás en otra, o en círculos a favor de las manos del reloj en otra.

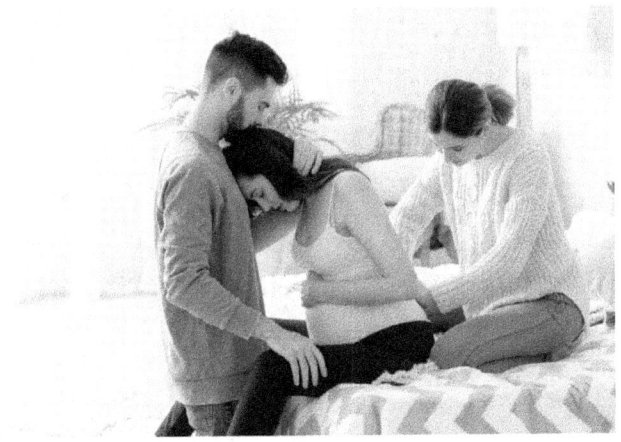

Posiciones mientras se está sentada—El sentarse, ya sea en una bola de ejercicios, en una silla, en la cama, o hasta en la bañera (de no tener bañera se puede colocar una silla en la ducha) es también beneficioso, ya que la gravedad ayuda a asistir durante el parto, a la vez que permite a la parturienta relajarse y descansar. Igual que cuando se está parada, durante la contracción la parturienta puede pasarla con las piernas separadas (para que la pelvis se abra un 30% más). La parturienta se puede echar hacia el frente en una contracción, mover el torso hacia un lado en otra, mover la pelvis de lado a lado entre contracciones, o mecer la pelvis de al frente hacia atrás en otra, o en círculos a favor de las manos del reloj en otra. Mientras estamos sentadas, la pareja, doula u otro acompañante puede ofrecer masaje a la parturienta. En el caso de la silla, si es posible, la parturienta se puede sentar en una silla al revés, con el propósito del masaje.

Una variación, en especial si estamos sentadas en el suelo o en la cama, es la posición de sastre, que es una posición de yoga, donde la persona se sienta con las rodillas dobladas, y los tobillos cruzados. Esta posición es de gran ayuda, ya que provee un buen estiramiento, tanto en los músculos y ligamentos de las piernas y muslos, como en los de la espalda.

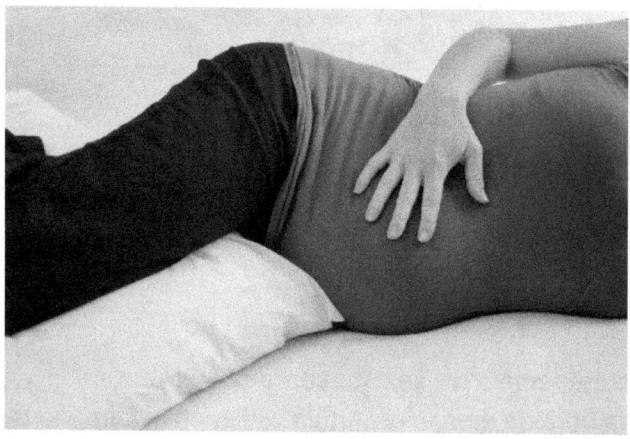

Acostarse sobre el lado izquierdo—Esta es una posición "neutral", es decir, no existe ningún beneficio de la gravedad para acelerar o aumentar el parto. Sin embargo, es una buena posición para descansar un rato, ya que disminuye la intensidad de las contracciones, retrasando el trabajo de parto. También es una buena posición para el pujo durante la segunda etapa de parto, ya que elimina la presión sobre el perineo, disminuyendo el riesgo de desgarre.

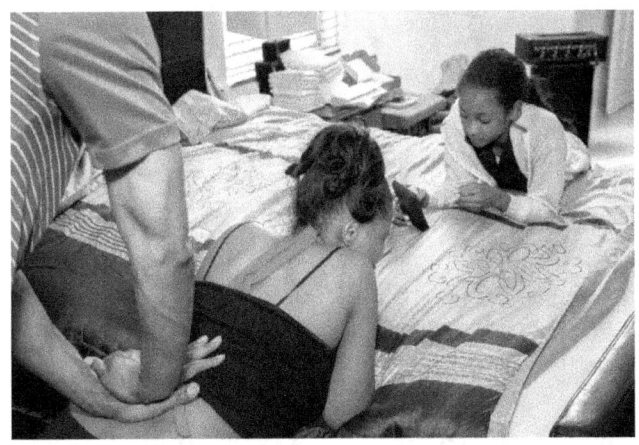

Posición en cuclillas—El ponerse en cuclillas ayuda a aumentar el diámetro de la pelvis. Sin embargo, no es recomendable hacerla a menos que ya el bebé esté encajado en la pelvis. Si el bebé ya está encajado en la pelvis, esta posición ayuda al bebé a descender. Durante el parto, si ya se encuentran en la segunda etapa de parto (el pujo) y el bebé está en la estación 0 ó +1, esta posición ayudará a que el bebé pase más fácilmente a través de la pelvis, acortando la etapa del pujo (por esto a esta posición se le llama los fórceps de las comadronas). De igual forma, esta posición ayuda a proteger el perineo, disminuyendo el riesgo de desgarre o la necesidad de episiotomía. Por otra parte, estudios científicos han asociado esta posición con mayor pérdida de sangre durante el parto y posparto.

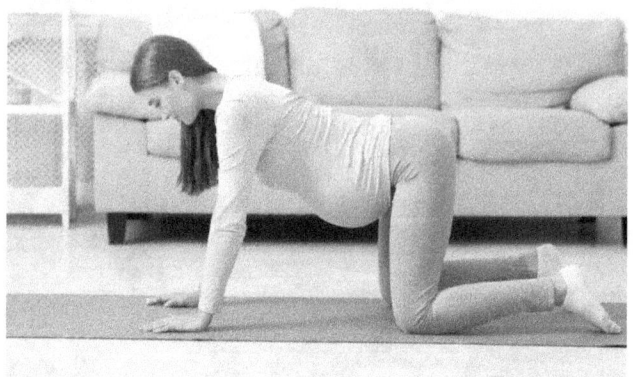

Posición manos y rodillas—Esta es una posición "neutral", es decir, no existe ningún beneficio de la gravedad para acelerar o aumentar el parto. Sin embargo, es una buena posición para descansar un rato, ya que disminuye la intensidad de las contracciones, retrasando el trabajo de parto. También es una buena posición cuando el bebé viene posterior (parto de espalda), ya que ayuda al bebé a rotarse, como también ayuda a reducir el dolor de espalda durante el trabajo de parto; como también es una buena posición cuando hay un labio cervical (es decir que, cuando la cérvix está completamente dilatada, queda un poquito de cérvix todavía en un lado, y no en el otro). En esta posición, la pareja, la doula, u otro acompañante puede ofrecer masaje de espalda, como también puede hacer masaje de contrapresión en la espalda para ayudar a que la parturienta maneje el dolor.

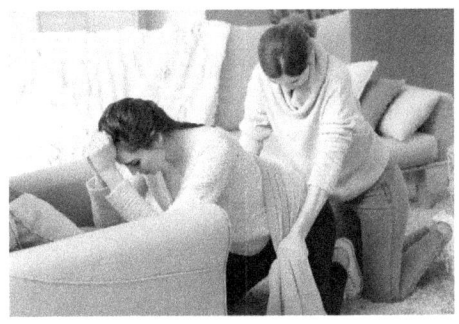

Posición echada hacia el frente—Si la parturienta está presentando un parto de espalda (el dolor de las contracciones se refleja mayormente en la espalda), el echarse hacia el frente, ya sea cuando esté parada o sentada, ayuda a quitar la presión que hace el bebé sobre la espalda baja. La parturienta se puede echar hacia el frente y apoyarse de la pared, o de la pareja u otro acompañante (el "baile"); o sentada en una silla al revés, y apoyarse de almohadas, o aun en la bola, la silla o la cama. Es una posición que ayuda a que la parturienta se relaje, ya sea durante o después de la contracción.

NOTA: En nuestra practica nos enfocamos en practicar posiciones paradas, sentada en una silla, y sentadas en una bola de ejercicios (la bola de ejercicios es opcional, porque a no todas les es posible adquirirla). Cuando practicamos estas tecnicas, les enseño a los participantes que pueden estar 20 minutos cambiando de posición mientras están sentadas; 20 minutos paradas; y 20 minutos en la bola de parto. Les recomiendo comenzar a hacer estos cambios de posición ya durante el parto activo. Cuando es necesario descansar, se les recomienda recostarse sobre el lado izquierdo.

La Bola de Parto

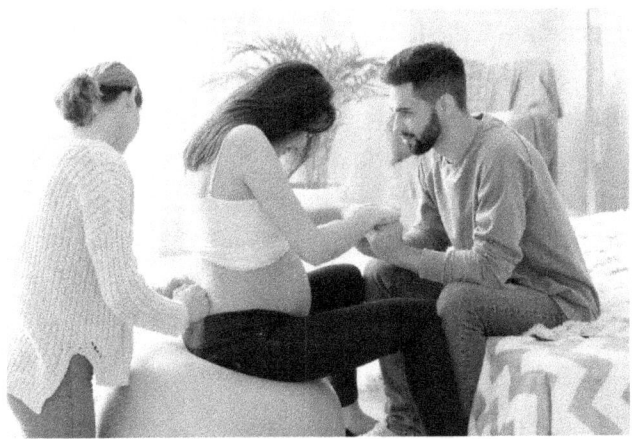

Una de las mejores herramientas para el parto es la bola de ejercicios, de forma que la pelvis esté preparada para el trabajo de parto y parto. Esto no es una bola especial, sino la bola que se utiliza regularmente para hacer ejercicios. El uso de la bola de parto no solo es útil para el parto; ya que también ayuda a aliviar las molestias comunes durante la gestación; proveyendo un lugar firme pero a su vez suave para sentarse, ayudando a mantener una buena postura, evitando que los músculos se lastimen. Hay muchos ejercicios que se pueden hacer de forma natural utilizando la bola de parto.

En el parto, la bola puede ayudar en posicionar al bebé. La bola de parto no interfiere, y se puede utilizar con el monitor médico, y hasta con la anestesia epidural. Su uso está contraindicado si la parturienta está bajo los efectos de narcóticos, o si los efectos de la anestesia epidural tienen adormecidas sus piernas.

- ❖ La bola de parto ayuda de las siguientes maneras:
- ❖ Ofrece balance a los ligamentos, tendones y músculos de la pelvis para que el bebé se coloque en una posición óptima.
- ❖ Durante el parto ayuda a que l bebe se encuentre en una mejor posición.
- ❖ Ayuda a fortalecer la espalda baja.
- ❖ Ayuda a expandir la pelvis.
- ❖ Promueve que el parto dure menos.
- ❖ Aumenta el flujo de sangre al útero.
- ❖ Alivia el parto de espalda.
- ❖ Reduce la necesidad de epidural y cesárea.
- ❖ Reduce la tensión y la ansiedad.

La bola de parto es una de las mejores herramientas para preparar el cuerpo para el parto. El sentarte con la bola ayuda a fortalecer la espalda baja, expandir la pelvis, y soltar los ligamentos. Al no tener espaldar, la bola de parto te "obliga" a sentarte derecha, y a crear balance, fortaleciendo así el núcleo y el suelo pélvico.

La bola de parto también es buena para cuando el parto no progresa; o cuando el parto es podromal; ya que ayuda a que el bebé se acomode en una mejor posición.

Como usar la bola de parto:

- ❖ No se recomienda inflar la bola al máximo. Lo ideal es que este un poco blanda, para que sea más cómoda.
- ❖ Se recomienda que se espere al menos 24 horas de haber inflado la bola, antes de usarla.
- ❖ Se recomienda sentarse en la bola con los pies planos en el piso, y las piernas separadas.
- ❖ Se pueden hacer círculos a favor de las manos del reloj para estirar la pelvis.
- ❖ También se pueden practicar las cuclillas (ñangotase) con la bola entre las piernas.
- ❖ Otra forma puede ser, colocando la bola en la espalda, contra la pared, y hacer las cuclillas, rodando la bola en la espalda (las cuclillas serían más o menos de dos a tres pulgadas o 4 a 6 centímetros).

Como escoger el tamaño de la bola:

- ❖ Si la estatura es de menos de 5'4" se recomienda la bola de 55 cm
- ❖ Si la estatura es de 5'4" a 5'10" se recomienda la bola de 65 cm
- ❖ Si la estatura es de sobre 5'10" se recomienda la bola de 75 cm
- ❖

NOTA: Si ya se tiene la bola, pero es muy grande para la persona, se puede desinflar un poco, para que se amolde a la estatura de la persona.

Ejercicios en la gestación con la bola:

Hula hoop—La persona sentada en la bola, coloca las manos en las caderas, y hace círculos a favor de las manos del reloj con las caderas, como si estuvieras usando un hula hoop.

Rebotar—El rebotar sobre la bola durante la gestación ayuda a fortalecer las piernas, y ayuda al balance. Durante el parto, el rebotar sobre la bola es una contrapresión que ayuda.

Descansar en pose de niño—la bola ayuda a relajarse en esta pose. Se puede aprovechar y hacer los ejercicios de visualización en esa pose.

El sapo—se hacen cuclillas (ñangotase) con la bola entre las piernas.

Uso de la bola en el parto:

El pasar el trabajo de parto alternando entre el estar parada y sentada (en la bola de parto) ayuda al bebé a descender, con la ayuda de la gravedad, por el canal de parto. La bola permite que la parturienta se sienta mucho más cómoda que en la cama o la silla (donde la presión al sentarse suele ser más en la pelvis baja). Algunas parturientas quieren estar sentadas en la bola todo el trabajo de parto, mientras que otras se alternan entre estar paradas y sentadas en la bola.

La bola es ideal para cuando el parto no progresa, o cuando el parto es de espalda. La parturienta puede sentarse en la bola, e inclinarse hacia delante; sentarse en la bola y hacer círculos a favor de las manos del reloj; como también estar de rodillas y reclinarse sobre la bola.

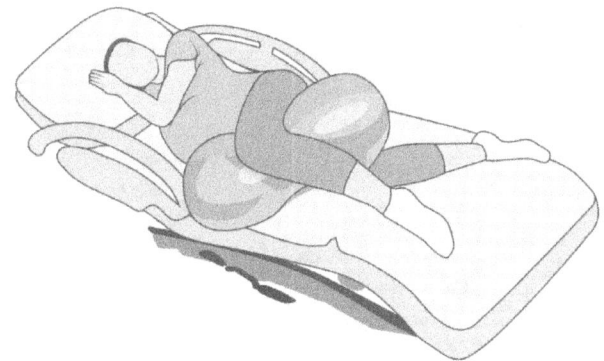

Otra alternativa a la bola tradicional es la **bola en forma de maní** ("peanut ball"). Esta es bien útil cuando la parturienta tiene que permanecer el trabajo de parto en la cama (puede ser debido al uso de narcóticos, anestesia epidural, alta presión, o inducción de parto con gel de prostaglandina, etc.); ya que la bola en forma de maní ayuda a mantener la pelvis abierta, para que el parto progrese. Se dice que hasta ayuda a que el parto sea 2 horas más rápido. La bola también ayuda cuando el bebé viene en posición posterior, o cuando la parturienta necesita descansar.

El parto de espalda

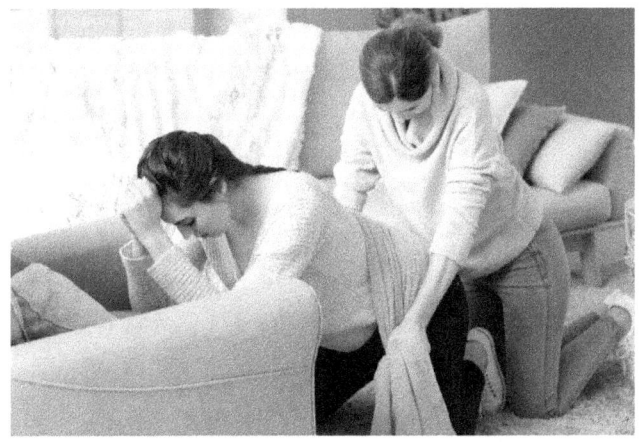

Mientras que la mayoría de las parturientas experimentan un dolor de parto enfocado en el útero, como resultado de las contracciones, y del bebé moviéndose por el canal vaginal (parecidas a las contracciones de menstruación, pero más intensas); un 25% de las parturientas experimentan dolor agudo en la espalda, lo cual se conoce como parto de espalda.

Usualmente el parto de espalda está relacionado a la posición que tiene el bebé en la pelvis. Cuando el bebé está occipital posterior (OP), esto quiere decir que la cara del bebé está hacia el hueso púbico de la parturienta, causando que la parte más dura del cráneo del bebé haga presión sobre el sacro, y sobre los nervios del área, causando un dolor agudo. El riesgo de que el bebé esté en esta posición es mayor en partos inducidos, en partos donde se practica la amniotomía (ruptura artificial de las membranas), en personas primerizas, obesas o con más de 40 semana de gestación.

A su vez, el que el bebé se encuentre en la posición occipital anterior aumenta el tiempo de pujo; aumenta el riesgo de parto asistido (ya sea por fórceps o ventosa); aumenta el riesgo de episiotomía; y aumenta el riesgo de parto por cesárea. Mientras que hay doctores que intentan posicionar rotando al bebé de forma manual (versión cefálica externa); primero, que la mayoría de los protocolos de hospitales y médicos no lo permiten; y segundo, tan solo funciona en 50% de los casos.

Se puede influenciar que el bebé esté en una posición optima siguiendo los siguientes pasos:

- ❖ Dormir del lado izquierdo (esto fomenta a que el bebé se coloque en una posición optima)
- ❖ Ejercicio prenatal (al menos 30 minutos al día)
- ❖ Nadar o flotar con el vientre sobresaliendo
- ❖ Mecer la pelvis, al menos 5 minutos al día
- ❖ Ejercicios de estocada (sentadilla)
- ❖ Echarse hacia el frente cuando se esté parada (sobre el espaldar de una silla o sobre el mostrador de la cocina o sobre una mesa)
- ❖ Subir escaleras (la gravedad y los movimientos de las coyunturas ayudan a que el bebé adquiera una mejor posición
- ❖ Evitar reclinarse con las rodillas más altas que la pelvis (fomenta la posición occipital posterior)

De presentarse el día de parto, y el bebé encontrarse en posición occipital posterior, esto no quiere decir que no se puede parir ni manejar efectivamente el dolor. Pero hay que aclarar que cuando el bebé viene en posición occipital posterior, los efectos de la epidural suelen ser resistentes. Así que suele ser más convenientes tecnicas del manejo del dolor naturales, tales como:

Masaje de contrapresión—la pareja o acompañante presiona sobre el sacro (ideal en el área donde se siente mayor dolor). También se puede aplicar en el área compresas calientes, hielo, o un rodillo o bolas (como las de dar masaje o de tenis) para hacer presión sobre el área.

Posición manos y rodillas—Si el dolor es sobre la espalda, el mejor remedio es posicionarse en contra del dolor. Cuando la parturienta se posiciona en manos y rodillas, la cabeza del bebé sale un poco de la pelvis, permitiendo que el bebé se rote (aparte de que se disminuye la presión sobre la cérvix, y las contracciones duelen menos). Mientras, la pareja o acompañante puede hacer masaje de contrapresión en esta posición.

Posición con las rodillas abiertas—Es parecida a manos y rodillas, pero en lugar de sostenerse con las manos, la parturienta se sostiene con los antebrazos, manteniendo arriba los glúteos (nalgas) y separando las rodillas. En esta posición la pareja o acompañante puede presionar sobre los lados de ambas caderas (presión hacia adentro; hacia la columna), de forma de aliviar la presión de la cabeza del bebé sobre el sacro).

Levantamiento del abdomen—La pareja puede abrazar la parturienta desde atrás (desde la espalda) y levantar con las manos el abdomen (también se puede levantar el abdomen con un rebozo). Esto ayuda al manejo del dolor, como también ayuda a que el bebé se acomode en una mejor posición.

Bola de parto—Es una bola de ejercicios que puede ayudar a la parturienta a buscar diferentes posiciones para ayudarla en el manejo del dolor de parto. La parturienta se puede sentar, rebotar, rodarse en ella, o cualquier otra posición que le sirva de ayuda.

Hidroterapia—Meterse en la bañera ofrece un gran alivio en el parto. Pero si no se cuenta con bañera en el momento del parto, la parturienta se puede poner de manos y rodillas en la ducha, con el agua corriendo sobre la espalda (se puede utilizar una toalla para que no se resbale, como también se puede utilizar la bola de parto para ayudar con la posición.

Baile de parto—En esta posición la parturienta se sujeta de su acompañante como si fuera a bailar un bolero. El truco es cambiar de peso de una pierna a la otra mientras mece la pelvis de lado a lado.

Estimulación eléctrica transcutánea (TENS)—Esto consiste en un sistema de electrodos que se colocan en la espalda de la parturienta, cuya señal interfiere con el dolor de parto. Para que funcione efectivamente, se recomienda que se comience temprano en el parto.

VI. Intervenciones médicas para contrarrestar el dolor de parto

Medicamentos para el manejo del dolor de parto

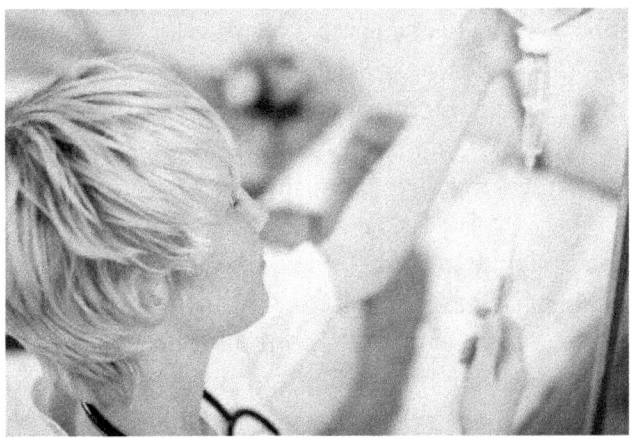

La decisión de utilizar o no medicamentos durante el trabajo de parto es una decisión personal. En el pasado, se utilizaban medicamentos, con o sin el consentimiento de la parturienta; donde muchas no tenían recuerdos ni del parto, ni de las primeras horas con su bebé. Por eso es importante que la gestante y su equipo de apoyo conozcan varios factores que pueden influenciar la percepción del dolor; y como pueden manejar estas situaciones, antes de tomar una decisión sobre el uso de medicamentos.
También hay que tener en cuenta que en el caso del uso de narcóticos para el parto (Demerol y Morfina), a estos pasar a través de la sangre al bebé, las dosis son menores; así que relajan, pero no necesariamente quitan el dolor.
En el caso de la anestesia epidural, esta no está disponible en todos los hospitales; en muchos países no es cubierta por el plan médico. Es importante hablar con el obstetra o la partera del uso de medicamentos para el manejo del dolor de antemano.

Parturienta cansada—A veces el parto se estanca o se pone lento porque la parturienta no ha dormido nada, y no tiene energías (y el cuerpo hace más lento el parto, de forma que esta descanse). Mientras que se podría considerar medicamentos con la función de descansar, a veces un rato en la bañera (30 minutos) y luego acostarse del lado izquierdo, hacen la misma función.

Posición de la parturienta—El quedarse acostada en la cama es la peor posición que una parturienta puede tomar, ya que suele hacer las contracciones mucho más dolorosas. Hay que buscar diferentes posiciones donde la parturienta se sienta como (y evitar aquellas donde ella siente más dolor).

Parto prolongado—A veces el parto es más prolongado de lo que la parturienta había anticipado, y ya las tecnicas de manejo del dolor "naturales" no le sirven de ayuda. En estos casos se puede considerar el uso de medicamentos.

Por lo general, aquellas gestantes que anticipaban de antemano que en el parto hay dolor, pero que practicaron diferentes tecnicas naturales de manejo del dolor de parto, usualmente no requirieron el uso de medicamentos para el manejo del dolor. Sin embargo, aquellas que ya iban con pensamientos negativos hacia el parto, usualmente tenían mayor necesidad de medicamentos como de intervenciones médicas.

Estudios han demostrado que el dolor de parto será como las expectativas de la parturienta (dolor positivo y dolor negativo). Mientras que unas perciben el dolor como una experiencia negativa; para otras, el dolor de parto es una experiencia positiva para estas, ya que lo asocian con el nacimiento de su bebé. Por eso las necesidades y tipos de manejo del dolor que las parturientas escojan es algo individual. Lo importante es que la parturienta conozca de antemano todas las opciones que tiene disponibles, junto con sus beneficios y riesgos.

En muchos de nuestros países hispanoparlantes, la anestesia epidural no es la primera opción para el manejo del dolor de parto, como lo es en los Estados Unidos, donde un 76% de los partos son con anestesia epidural. En la mayoría de nuestros hospitales es más común ver otras opciones médicas para el manejo del dolor de parto, donde las parturientas reciben el medicamento (narcótico) a través de un puerto intravenoso (suero); o inyección intramuscular. Los narcóticos más comunes utilizados para el parto son Demerol (meperidina); Morfina; Stadol (butorphanol tartrate); y Nubain (nalbuphine hidrocholoride). Estos narcóticos ayudan al manejo del dolor de parto, ya que relajan, como a su vez reducen la sensación de dolor (aunque no lo reduce por completo). Estos medicamentos suelen hacer a la parturienta sentirse soñolienta (y es un buen momento para dormir y descansar, si así lo desea); pero a su vez, no se pierde la sensación e la contracción.

La política de los hospitales usualmente exige que aquellas parturientas que reciben cualquier tipo de medicamento para el manejo del dolor deben permanecer confinadas a la cama. Aun así, hay muchas posiciones que podemos hacer en la cama.

En la parturienta, los efectos secundarios de los medicamentos narcóticos, aparte de causar sueño y relajación, lo está que causan náuseas y vómitos. El bebé también está expuesto al medicamento (ya que estos pasan a través de la placenta), y estos, en especial si se administran muy avanzado el parto, pueden causar en el bebé Depresión del sistema central nervioso, depresión respiratoria (hipoventilación); problemas de lactancia; comportamiento neurológico alterado; y disminuye la habilidad del bebé de regular su temperatura corporal.

NOTA: Hay que tener en cuenta el momento "ideal" en que se administra algún medicamento narcótico; ya que si se administra muy temprano en el trabajo de parto, el efecto suele ser hacer el parto lento, o que se estanque; mientras que si se dan muy avanzado el parto, esto puede causar problemas respiratorios en el bebé.

La anestesia epidural

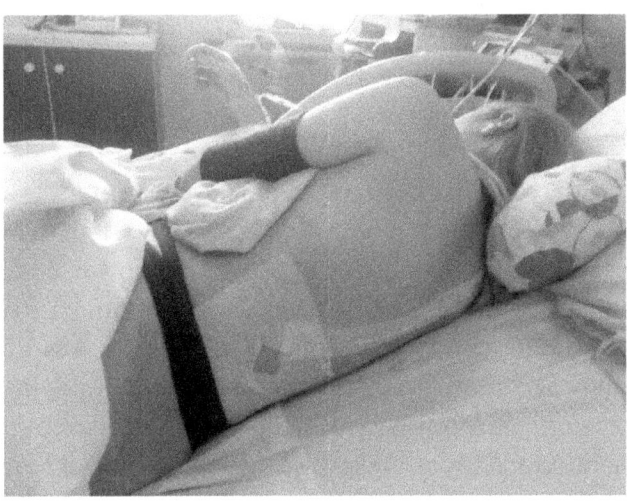

La anestesia epidural es un tipo de anestesia que se utiliza tanto en cirugía (parto por cesárea) como para el parto. Algunos hospitales tienen la política de que solo pueden proveer anestesia epidural entre los 4 y 7 centímetros de dilatación de la cérvix. Esto lo hacen con el propósito de no poner el parto lento o estancado; como también disminuir el riesgo de ciertas complicaciones. Por esto, se recomienda que aun cuando se esté pensando en el uso de anestesia epidural en el parto, como quiera practiquen tecnicas naturales para el manejo del dolor de parto.

El procedimiento de la epidural consiste en la parturienta colocarse en posición fetal, de forma que el anestesiólogo tenga una mejor vista de su columna vertebral. Se limpia el área donde se va a colocar la epidural; y se adormece el área con anestesia local, de forma que la parturienta no sienta la aguja de la epidural cuando se administra. Una vez el anestesiólogo se asegura que la aguja está en el lugar correcto, se intercambia el agua por un catéter, que se deja en la espalda para aplicar el medicamento. Hay anestesiólogos que conectan el catéter a una bolsa de medicamentos; mientras que otros vienen periódicamente a administrar medicamento en pequeñas cantidades a través del catéter.

Algunas personas que han recibido anestesia epidural describen que no sintieron ninguna incomodidad en el proceso de colocar la aguja y el catéter; mientras que otras dicen que fue un proceso incomodo y doloroso. El efecto de la epidural también varía entre parturientas; unas dicen no experimentar ningún dolor; otras experimentan la contracción, pero no mucho dolor; y otras no sienten nada de la cintura hasta los pies. El catéter se remueve luego del parto. Aun así, muchas sienten los efectos por horas luego del parto. También es común sentir dolor de espalda en el área que se administró la epidural.

Entre las complicaciones de la anestesia epidural, la más común es la baja presión (que usualmente se trata con oxígeno, y acostar a la parturienta del lado izquierdo); otros riesgos es estrés fetal; aumenta el riesgo de parto por cesárea; aumenta el riesgo de uso de fórceps y ventosa. Los riesgos menos comunes son los de infección, parálisis, y daño al nervio espinal.

NOTA: No todas las personas pueden tener anestesia epidural. Esto debido a historial médico, condiciones médicas, o disponibilidad del hospital (no todos los hospitales cuentan con este tipo de procedimiento). Algunos hospitales exigen una visita prenatal con el medico anestesiólogo de antemano.

VII. Situaciones que pueden influenciar sobre el tipo de parto

Cuando el bebé viene de nalgas

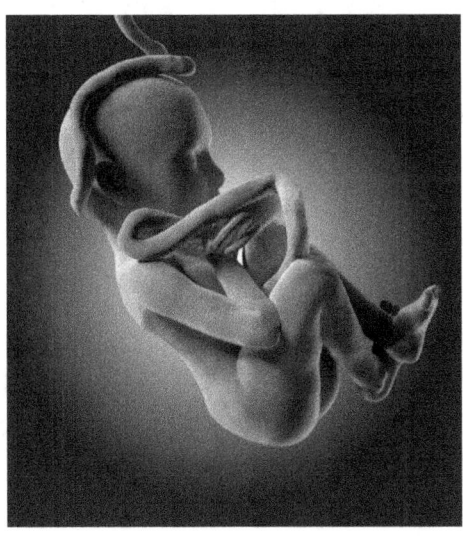

La mayoría de los bebés vienen presentados de cabeza (vertex) en el momento del parto; sin embargo un 3-4% de los bebés a término vienen presentados de nalgas (presentación nalgas francas) o de pies en el momento del parto. La presentación de nalgas es más común en parto prematuro, donde un 20-25% de los partos de 28 semanas de gestación o menos están en esa posición; y un 5-7% de 34 semanas de gestación o menos tienen presentación de nalgas.

El obstetra puede determinar la presentación del bebé a través de ultrasonido, palpando el vientre, localización de los latidos fetales, o examen pélvico (vaginal). Por lo general la gestante descubre que su bebé está posicionado de nalgas durante una visita de rutina con su obstetra o partera. Otras lo distinguen debido a que sienten las patadas en la parte baja de la pelvis.

Presentación nalgas francas—Esta es la presentación más común (50-70% de los partos de nalga), en especial cuando el bebé es a término. En esta presentación, las nalgas se están presentando primero, mientras las piernas y los pies están hacia arriba (hacia la cabeza del bebé).

Presentación de nalgas completa—En esta presentación, tanto las nalgas como los pies están hacia abajo. Un 10% de las presentaciones de nalgas están en esta posición.

Presentación de nalgas incompleta o de pie—En esta presentación el bebé tiene las piernas extendidas y hacia abajo. Puede que se esté presentando un solo pie o ambos pies. Aproximadamente un 25% de las presentaciones de nalgas están en esta posición.

Entre las causas para que el bebé a término se encuentre presentado de nalgas están las siguientes razones que a veces hacen que el bebé venga presentado en esa posición, o que impiden que el bebé se posicione de cabeza (vertex):

- Tamaño del bebé
- Cantidad de líquido amniótico
- Tiempo de gestación
- Embarazos múltiples
- Fibromas
- Útero en forma de corazón
- Placenta previa
- Anomalía congénita en el feto
- Prematurez

El que el bebé se encuentre en presentación de nalgas antes de la semana 37 de gestación no quiere decir que no se podrá virar y ponerse en presentación de cabeza (vertex). Hay muchas cosas que la gestante puede hacer, desde ajustes quiroprácticos, ejercicios, flotar en la piscina, ponerse de cabeza, etc., que esta puede hacer para que el bebé se vire. En aquellos casos donde el bebé no se ha virado ya para la semana 37 de gestación, el medico obstetra puede practicar la versión cefálica externa. Este procedimiento tiene alrededor de un 60% de éxito. Sin embargo, no son muchos los obstetras que hacen este procedimiento.

Por mucho tiempo se efectuaron los partos de nalgas de forma rutinaria. Sin embargo, este tipo de parto puede ser dificultoso y traer consigo algunas complicaciones, como el prolapso del cordón umbilical, entrampamiento de la cabeza (donde la cabeza, que suele ser más grande que el cuerpo no puede salir), lesiones físicas en el bebé (lesiones en la cabeza, huesos rotos, hombros dislocados), lesiones físicas en la parturienta (mayormente en el área genital); y por esto se dejó de practicar el parto de nalgas, y se prefirió el parto por cesárea cuando la presentación del bebé es de nalgas.

NOTA: La Prematurez es la razón más común para la presentación de nalgas.

La preeclampsia

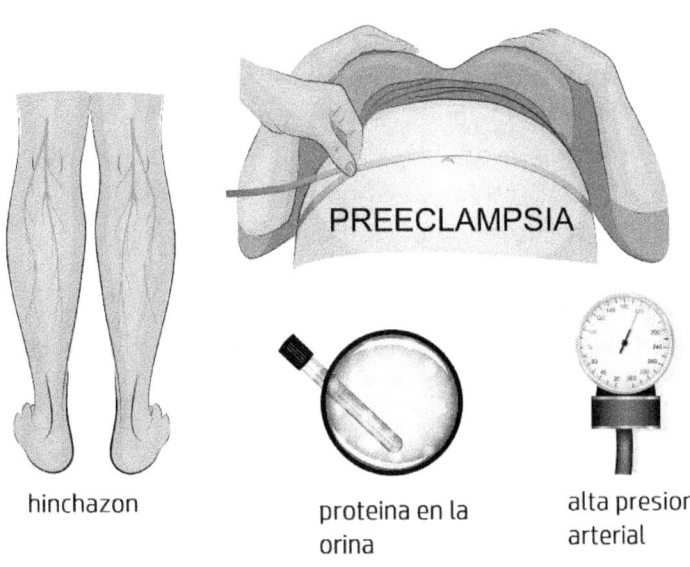

hinchazon   proteina en la orina   alta presion arterial

La preeclampsia es una complicación en la gestación, que se diagnostica cuando hay alta presión arterial junto con proteína en la orina (**proteinuria**), que ocurre luego de la semana 20 de gestación. Si la gestante padecía de alta presión previo a la gestación, se trata diferente a la preeclampsia. En la mayoría de los casos la primera señal de preeclampsia es un aumento repentino en la presión sanguínea. Cuando la presión sanguínea excede 140/90 mm HG, y el obstetra o la partera lo ha documentado en al menos dos ocasiones, con cuatro horas entre una toma y otra, se sospecha el diagnostico de preeclampsia. En adición, si se encuentra un exceso de proteína en la orina, esto es señal de problemas en los riñones común en la preeclampsia.

Otras señales de preeclampsia son:

- Dolor de cabeza
- Cambios en la visión
- Dolor en el abdomen (parte alta)
- Nausea o vómitos
- Pobre cantidad de orina
- Disminución de plaquetas en la sangre (trombocitopenia)
- Función hepática alterada
- Falta de aliento
- Ganancia de peso súbita
- Hinchazón o retención de líquidos

Entre los factores de riesgo para padecer de preclamsia están el haber padecido de preeclampsia en un embarazo anterior; el tener algún familiar cercano con historial de preeclampsia; ser el primer embarazo; ser mayor de 40; estar obesa; embarazo múltiple; embarazos corridos (menos de dos años entre un embarazo y otro); embarazos espaciados (más de 10 años entre un embarazo y otro); historial de alta presión, migraña, diabetes, lupus, o enfermedad en los riñones.

De no tratarse la preeclampsia, esto puede traer complicaciones serias, tanto para la gestante como para su bebé; en algunos casos, fatal. Entre los riesgos de la preclamsia está el riesgo de convulsiones en la gestante, el riesgo de derrame cerebral, y el riesgo de placenta abrupta (que la placenta se desprenda antes del parto). La única cura para la preclamsia es el parto (donde muchas veces hay riesgo de un parto prematuro).

Si se presenta la preeclampsia y se desea evitar un parto prematuro, el obstetra intentará controlar la alta presión arterial con:

- Medicamentos antihipertensivos
- Corticosteroides para mejorar la funciona del hígado y las plaquetas en la gestante, y preparar los pulmones del bebé en caso de un parto prematuro
- Medicamentos anticonvulsivos para prevenir convulsiones
- Descanso en cama
- Hospitalización

NOTA: Mientras que no hay ninguna forma de prevenir la preeclampsia; estudios han demostrado que la suplementación de la gestante con calcio, junto con una aspirina de dosis baja diaria durante la gestación, suele disminuir el riesgo de padecerla. También es recomendable seguir un estilo de vida saludable, con ejercicio, dieta alta en vegetales y baja en alimentos procesados. La alta presión junto con la diabetes gestacional pone a la persona en algo riesgo para la preeclampsia.

Diabetes gestacional

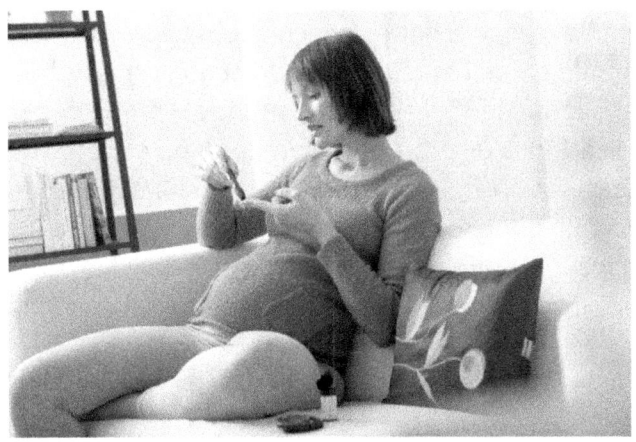

Diabetes gestacional es cuando la azúcar e la sangre o los niveles de glucosa están altos durante la gestación. Alrededor de un 6% de las gestantes pueden padecer de diabetes gestacional. Por lo general, la prueba de sangre para detectar diabetes se hace entre las 24 y 28 semanas de gestación (ya que la diabetes gestacional se desarrolla tarde en la gestación). También se puede hacer a través de la prueba de tolerancia de glucosa. No se sabe con exactitud que causa diabetes gestacional; pero se asocia que en la gestación puede haber resistencia a la insulina, debido a que la placenta segrega hormonas diabetogénicas, y el páncreas de la gestante no se adapta a esta resistencia a la insulina; y por ende, ocurre la diabetes. Por otra parte NO se considera diabetes gestacional en aquellas personas que ya padecían de diabetes previo a la gestación.

De no tratar la diabetes gestacional, y la azúcar en la sangre aumenta, esto fuerza a que el páncreas del bebé trabaje de más, y el bebé almacene la azúcar en grasa, resultando en un bebé más grande de lo normal (macrosomía); lo cual tiene un potencial grande en tener complicaciones en el parto, y aumentando el riesgo de cesárea. También, el bebé de una persona con diabetes gestacional tiene mayor incidencia de hipoglicemia (azúcar baja); mayor incidencia de dificultades respiratorias; mayor riesgo de obesidad y diabetes tipo 2 en la adultez.

El tratamiento para la diabetes gestacional consiste en:

Dieta—Se recomienda que la gestante visite a una nutricionista que le ayude a preparar una dieta que mantenga los niveles de azúcar bajos.

Monitoreo de azúcar—Se recomienda que la gestante se monitoree la azúcar (pinchazo en el dedo) varias veces al día, dependiendo de las recomendaciones de su médico.

Medicamentos—No todas las gestantes van a necesitar insulina (inyectable); la mayoría de las gestantes pueden controlar la azúcar en sangre con dieta y ejercicios. El medico es el que determina si es necesario utilizar insulina.

Hay un mayor riesgo de desarrollar diabetes gestacional en personas que están sobrepeso, son mayores de 25 años, han padecido de diabetes gestacional en embarazos anteriores, historial de ovarios poliquísticos, embarazos múltiples, historial familiar de diabetes, como también es común en personas negras, personas asiáticas, personas hispanas, personas de etnicidad indígena o nativas, y personas de las islas del Pacifico.

Por lo general, las gestantes que padecen de diabetes gestacional suelen tener embarazos, partos y bebés saludables. La clave con la diabetes gestacional es mantener la azúcar bajo control, para así prevenir complicaciones. Hay un gran número de complicaciones que pueden resultar a causa de la diabetes gestacional:

Bebé prematuro—El riesgo de un parto prematuro aumenta cuando la gestante desarrolla diabetes antes de la semana 24 de gestación.

Macrosomía—Al la azúcar en la sangre de la gestante pasar al bebé, esto lleva a que el bebé tenga un crecimiento excesivo, teniendo un tamaño más grande de lo normal.

Complicaciones en el parto—Debido al tamaño del bebé, pueden ocurrir problemas como distocia (hombros se encajan en la pelvis en el momento del parto); hemorragia subdural (sangrado en la cabeza del bebé); o hipoxia (oxigeno bajo). Aumenta el riesgo de tener que utilizar fórceps o ventosa en el parto; como también aumenta el riesgo de cesárea.

Hipoglicemia en el bebé—El páncreas del bebé de la gestante que padece de diabetes gestacional produce insulina adicional para manejar la azúcar adicional que recibe de la gestante. Luego del parto, al el páncreas del bebé continuar produciendo la insulina adicional, pero ya no está presente la azúcar en la sangre de la gestante; esto causa que al bebé le baje demasiado la azúcar en su sangre, causando hipoglicemia.

Problemas respiratorios—Esto puede ocurrir ya que las últimas semanas previo al parto, los pulmones del bebé producen una sustancia llamada surfactante pulmonar, que ayuda a que los pulmones se mantengan "inflados" una vez el infante respire. Sin embargo, la diabetes causa una disminución en la producción del surfactante pulmonar, lo que puede causar problemas respiratorios tanto en el bebé prematuro como en el bebé a término.

Problemas para lactar—Entre tener la azúcar baja, junto con problemas respiratorios, y si encima es prematuro; todos estos factores dificultan la lactancia.

Policitemia—Esto es cuando el bebé nace con un nivel mayor de glóbulos rojos en la sangre, lo que hace que la sangre sea más espesa de lo normal, causando a su vez problemas respiratorios e ictericia (bilirrubina alta).

Insuficiencia placentaria—Esta complicación suele ocurrir cuando la diabetes gestacional se presenta temprano en la gestación, y no está siendo controlados los niveles de azúcar en la sangre, lo cual puede causar restricción de crecimiento intrauterino (un bebé más pequeño de lo normal).

Los bebés "grandes" pueden nacer de forma vaginal

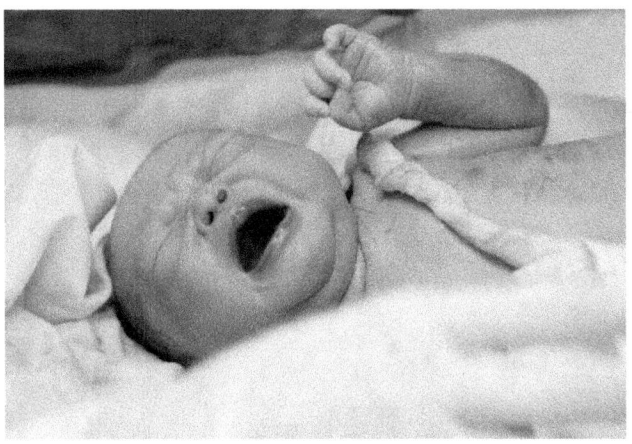

Una preocupación entre muchas gestantes es que el bebé sea muy grande para caber a través de la pelvis (lo que se conoce como "desproporción cefalopélvica). La realidad es que aun personas bastante pequeñas en tamaño han logrado parir bebés grandes. Esto es porque la pelvis de una gestante es lo suficientemente flexible para acomodar al bebé a través de esta; como también, los huesos del cráneo del bebé están diseñados para cambiar de forma y amoldarse para el parto.

Primero que nada, ningún ultrasonido puede determinar el tamaño o peso exacto del bebé en útero; los ultrasonidos solo pueden darle al obstetra un estimado. Por otra parte, hay que considerar que tan solo un 10% de los partos son bebés de más de 8 libras con 13 onzas (4000 g). En otras palabras, tan solo un 90% de los infantes no son de tamaño muy grande al nacer.

Desproporción cefalopélvica

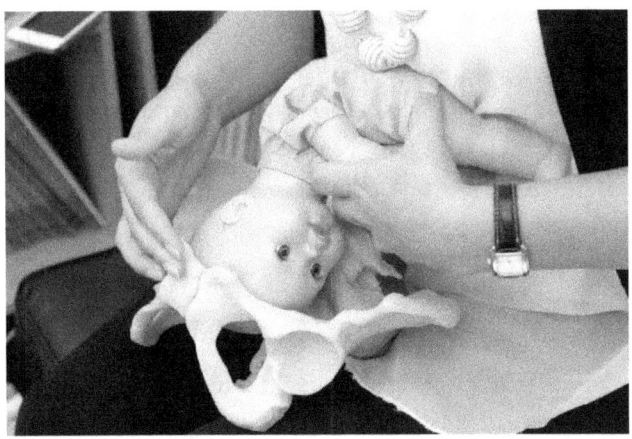

Cuando hay desproporción cefalopélvica, esto quiere decir que la cabeza del bebé y la pelvis de la gestante no son compatibles, lo cual es algo realmente raro. Otras razones por las que el bebé puede tener problemas para pasar por el canal de parto, ya sea porque el bebé es muy grande, o la posición del bebé al momento del parto dificulta que pase a través de la pelvis. Estas otras situaciones pueden causar que el trabajo de parto sea lento, o deje de progresar; lo que también se considera por muchos obstetras como desproporción cefalopélvica.

Mientras que la desproporción cefalopélvica no es algo común que ocurra, hay factores de riesgo que ponen a la gestante en riesgo, tales como:

Tamaño del bebé—El riesgo de desproporción cefalopélvica aumenta cuando el peso del bebé es mayor de 8 libras con 13 onzas (4000 g).

Posición del bebé en útero—Si el bebé viene de nalgas o de lado, esto afecta el tipo de parto.

Presentación del bebé—El parto es mucho más fácil cuando el bebé viene en la posición "occipital anterior"; esto quiere decir que la parte más pequeña de la cabeza del bebé es la que viene primero. Sin embargo, cuando el bebé viene de cara o con la frente primero, esto puede dificultar que pase a través de la pelvis.

Condiciones en el bebé—Un bebé con hidrocefalia, donde la cabeza es mucho más grande que lo que se considera "normal" no podrá pasar a través de la pelvis.

Sexo—Se ha encontrado que los varones tienden a ser más grandes que las hembras; lo que pone a los varones en más riesgo.

Factores de riesgo en la gestante—Hay factores de riesgo tales como, historial de daño o cirugía en la pelvis, pelvis estrecha; variación genética en la forma de la pelvis, diabetes o diabetes gestacional, polihidramnios (demasiado líquido amniótico), obesidad, malnutrición, historial de tratamientos de infertilidad, pasarse de la fecha probable de parto, historial de cesárea previa, herencia Hispana, y adolescencia.

Por lo general, se intenta ver si el parto progresa, y dependiendo de cómo progresa el parto se determina cual es la mejor forma de parto segura, tanto para el bebé como para la parturienta. Durante el trabajo de parto, la parturienta puede ayudar a que la pelvis se "abra" y el parto progrese, cambiando de posición (con la ayuda de la pareja o su doula). Las posiciones que ayudan son sentadas en una silla o bola de parto, cuclillas, movimientos con la pelvis, posiciones en manos y rodilla. Mientras, el médico o partera monitorea las contracciones, la dilatación de la cérvix, el progreso del bebé a través del canal vaginal, y el monitoreo cardiaco del bebé. Puede ser que en el momento del parto sea necesario el uso de fórceps o ventosa. Sin embargo, de presentarse problemas durante el trabajo de parto o parto, tales como inefectividad de las contracciones, pobre borramiento o dilatación, el bebé no desciende, o estrés fetal, entonces será necesario el parto por cesárea.

Mientras que la desproporción cefalopélvica y sus posibles complicaciones no son comunes, algunas de las complicaciones que se pueden presentar durante el trabajo de parto y parto son:

- ❖ Ruptura prematura de membranas
- ❖ Distocia (una vez sale la cabeza del bebé, los hombros se quedan encajados)
- ❖ Moldeado extremo en la cabeza del bebé ("*caput succedaneum*")
- ❖ Prolapso del cordón umbilical
- ❖ Estrés fetal
- ❖ Daño al perineo
- ❖ Lesión en la cabeza del bebé
- ❖ Ruptura uterina
- ❖ Parto por cesárea

NOTA: Por lo general no se diagnostica desproporción cefalopélvica previo al parto; sino que usualmente se diagnostica si el parto no está progresando de forma natural, las contracciones no son lo suficientemente fuertes para que el parto progrese, la cérvix no se borra o no dilata (o lo hace muy lentamente), la cabeza del bebé no se "encaja" en la pelvis, el bebé no progresa a través de la estaciones pélvicas.

Parto vaginal luego de una cesárea (VBAC)

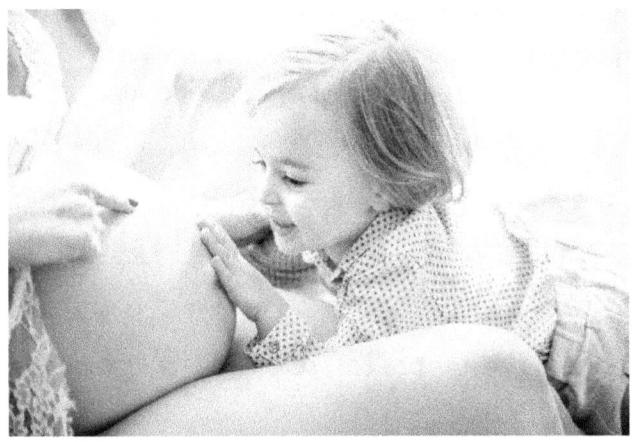

El planificar un parto vaginal luego de una cesárea (VBAC) tiene muchos beneficios. Estudios hechos por el Estadounidense de Obstetras y Ginecólogos (ACOG) indican que entre un 60 a un 80% de los intentos de un VBAC resultan en un parto vaginal exitoso. Por ende, un parto vaginal exitoso evita los riesgos correspondientes a una cirugía y al uso de anestésicos, promoviendo así la buena salud, tanto de la madre como de su infante. Estudios demuestran que los bebés también se benefician de un parto vaginal, debido a la estimulación que reciben durante el proceso del parto, particularmente en cuanto a que se evitan las complicaciones respiratorias y los bebés se encuentran más alertas después de un parto vaginal.

Toda aquella gestante cuyo parto por cesárea fue con una incisión transversal puede ser candidata a un VBAC, siempre y cuando no esté presente ninguna otra contraindicación. Es posible que hasta personas que han tenido hasta dos partos por cesárea intenten un VBAC; sin embargo, el riesgo de ruptura uterina aumenta con cada incisión. Por lo general, si la causa para una cesárea previa fue un parto lento, pasarse de la fecha de parto, estrés fetal, placenta previa, posición del bebé o parto múltiple, estos no son causas para una cesárea repetida.

El criterio que recomienda el Estadounidense de Obstetras y Ginecólogos (ACOG) para un VBAC es el siguiente:

- Uno o dos partos por cesáreas con incisión transversal en el útero
- Una pelvis adecuada
- Ninguna otra cicatriz uterina ni historial previo de ruptura uterina
- El médico debe estar presente durante todo el trabajo de parto en caso de que se presente una ruptura uterina
- Un médico anestesiólogo debe estar disponible en caso de presentarse un parto por emergencia por cesárea

Los beneficios de un VBAC son los siguientes:
- Menor morbilidad que una cesárea repetida
- Menor incidencia de transfusión de sangre
- Menor incidencia de infecciones post parto
- Menor estadía en el hospital
- Menor incidencia de morbilidad infantil
- El costo de un VBAC es menor que el de una cesárea

Las complicaciones más comunes durante un VBAC lo son:

- Ruptura uterina (entre un .2 a un 1.5 con la incisión transversa)
- Histerectomía
- Danos quirúrgicos

Luego de discutido todo esto, hay que tener en cuenta de que las políticas médico/hospitalarias por lo general no están a favor de los VBAC. Por otra parte, las gestantes y parturientas son personas con derechos. Si se está al tanto de los derechos y responsabilidades, se puede s tener acceso al mejor cuidado de la salud posible bajo las circunstancias de cada persona.

Es bien importante el escoger un médico obstetra o partera que apoye la decisión de intentar un VBAC. Se recomienda que se entreviste a varios obstetras y parteras para discutir el caso en particular, y se pueda escoger el que ofrezca el mejor manejo de cuidado prenatal. Hay que tener en cuenta que todo tipo de parto puede traer consigo complicaciones; y que nadie puede predecir de antemano que complicaciones habrá en cada caso en particular. Lo importante es dialogar con el médico o partera; y entre ambos discutir los benéficos y los riesgos. También es recomendable diseñar un plan de parto para la situación específica.

VIII. El parto inducido

Inducción de Parto

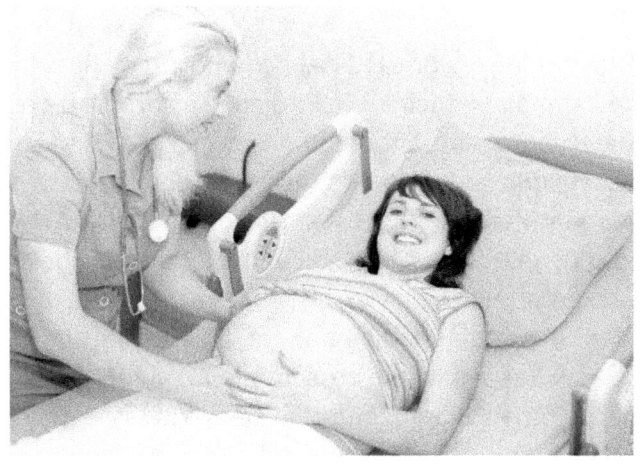

Inducir el parto consiste en comenzar el proceso de trabajo de parto de forma artificial. Hay diferentes métodos para inducir el parto. El medico obstetra se deja llevar por la puntuación Bishop para decidir cuál es el mejor método para inducir el parto.

Romper Fuente (aguas)—Se utiliza un amniohook, que es como un gancho de tejer, que hace un pequeño desgarre en el saco amniótico, que hace que se rompan fuentes de forma artificial. Como el saco amniótico no tiene nervios, este procedimiento no suele doler (molesta igual que un examen pélvico). Usualmente, una vez se rompe el saco amniótico las contracciones comienzan. Mientras que es una forma "no medica" de inducir el parto, siempre está el riesgo de que las contracciones no comiencen, y se tengan que hacer otras intervenciones médicas (como el uso de Pitocina); aparte de que romper fuente aumenta el riesgo de infección o de prolapso del cordón umbilical, aumentando el riesgo de cesárea. También, el romper fuentes limita el tiempo de parto, dependiendo del protocolo médico y del hospital.

Pitocina—Es la versión artificial de la hormona natural del cuerpo llamada oxitocina. La Pitocina se administra a través del suero; causando las contracciones. La cantidad de Pitocina que se utilice dependerá de cómo el cuerpo de la parturienta reacciona a esta. Usualmente se aumenta la cantidad de Pitocina entre cada 10 a 30 minutos, hasta que se consigue un buen patrón de contracciones. Se considera el uso de Pitocina beneficioso, ya que se puede controlar, y hasta parar el procedimiento si fuera necesario. Sin embargo, entre las desventajas está que el uso de Pitocina puede causar estrés fetal; ya sea porque las contracciones son muy corridas o demasiado largas.

Prostaglandinas (gel, supositorios)—Estas se utilizan cuando la cérvix no está favorable para el parto; es decir, la cérvix está dura, posterior, no ha borrado, o ha dilatado menos de 3 centímetros. Usualmente se utiliza las prostaglandinas unas 12 horas o más antes de considerar otro método, como el uso de la Pitocina. La desventaja de este método es que toma más tiempo para que comience el parto activo; como también, aumenta en la parturienta las náuseas y el dolor de cabeza.

Misoprostol (Cytotec)—Esta es una pastilla que se coloca cerca de la cérvix, que se utiliza cuando la cérvix no está favorable para el parto; es decir, la cérvix está dura, posterior, no ha borrado, o ha dilatado menos de 3 centímetros. Aunque la desventaja es que es muy probable que se tenga que requerir el uso de Pitocina para acelerar el parto. No se considera una opción válida para aquellas personas que están intentando un parto vaginal luego de cesárea.

Inducción casera o de forma natural—Se recomiendan diferentes métodos caseros para inducir el parto desde la casa. Sin embargo, estos funcionan en algunas y en otras no. Se recomienda hablar con el médico o partera antes de intentar cualquier método de inducción casera.

NOTA: La mayoría de los partos se inducen cuando se ha pasado de la fecha probable de parto; en otras situaciones, porque se está intentando un parto vaginal luego de cesárea, o por la sospecha de un bebé de tamaño grande. Sin embargo, estudios han demostrado que ninguna de estas razones son causas para inducción; y que la mayoría de las inducciones de parto son innecesarias. Hay que tener en cuenta que las inducciones pueden aumentar el riesgo de necesitar medicamentos para el manejo del dolor, como aumento en el riesgo de parto por cesárea.

Razones para inducir el parto

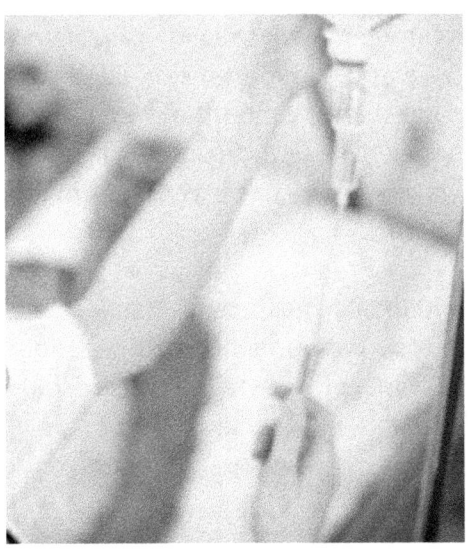

Existen muchas razones para inducir el parto; pero el parto solo debe ser inducido por razones médicas validas, ya que el inducir el parto puede envolver ciertos riesgos. Entre las razones médicas para inducir el parto están:

Infección—Una infección, ya sea en el útero o en el saco amniótico (corioamnionitis) son razón para inducir el parto. La inducción se hace mientras se trata la infección de forma simultánea.

Diabetes gestacional—Es una de las razones donde se recomienda la inducción del parto antes de las 40 semanas de gestación. Sin embargo, la Organización Mundial de la Salud menciona que si la diabetes gestacional es la única complicación, se puede permitir que el embarazo continúe hasta la semana 41 de gestación.

Hipertensión—La hipertensión pone al bebé en riesgo, no importa cuantas semanas de gestación se tengan. La hipertensión también es síntoma de preeclampsia y eclampsia. Sin tratar, la hipertensión puede causar derrame en la gestante, y muerte (tanto en la gestante como en el bebé). Una vez se cumplen las 37 semanas de gestación, si la gestante es hipertensa, es más beneficioso inducir el embarazo.

Más de 42 semanas de gestación—Esto se considera demasiado tiempo para un embarazo. El Estadounidense de Obstetras y Ginecólogos (ACOG) recomienda, que aun sin razones médicas, el pasarse de las 42 semanas de gestación es razón suficiente para inducir.

NOTA: Entre los riesgos de inducción están el riesgo de bebé prematuro, riesgo de placenta abrupta, riesgo de estrés fetal, riesgo de ruptura uterina, riesgo de parto por cesárea, aumento de intervenciones médicas.

Puntuación de Bishop

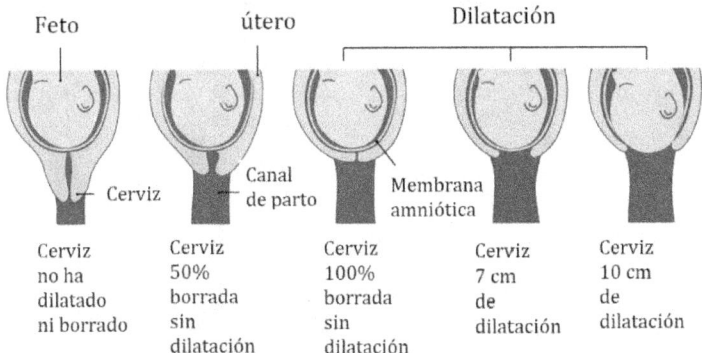

Cerviz no ha dilatado ni borrado

Cerviz 50% borrada sin dilatación

Cerviz 100% borrada sin dilatación

Cerviz 7 cm de dilatación

Cerviz 10 cm de dilatación

La puntuación de Bishop es una forma de calcular si la cérvix esta favorable para una inducción. La puntuación de Bishop se calcula en puntos, basados en el borramiento y dilatación de la cérvix, junto con la estación fetal (donde se encuentra la cabeza del bebé en la pelvis. Una puntuación de 8 o más es que la cérvix está favorable para la inducción, y que hay una buena oportunidad para lograr un parto vaginal. No se recomienda que se rompan fuentes a menos que el bebé se encuentre en una estación fetal de 0 o positivo (+). Si la puntuación Bishop es menos de 6, no se recomienda la inducción de parto (sin embargo, se puede considerar el uso de prostaglandinas o misoprostol (Cytotec) para madurar la cérvix.

Examen cervical	0 puntos	1 punto	2 puntos	3 puntos
Dilatación (centímetros)	Cerrada	1-2 centímetros	3-4 centímetros	5-6 centímetros
Borramiento	0-30 porciento	40-50 porciento	60-70 porciento	70-80 porciento
Estación fetal	-3	-2	-1, 0	+1, +2
Consistencia de la cérvix	Firme	Mediana	Suave	
Posición de la cérvix	Posterior	Mediana	Anterior	

El proceso de romper membranas no es uno doloroso. El médico o partera introduce un perforador de membrana amniótica ("amniohook"), que parece una aguja de crochet, y hace una incisión en el saco amniótico. Puede que salga mucho o poco liquido (se continuará botando líquido a través del trabajo de parto). Es muy probable que una vez rompen membranas, las contracciones se sientan más intensas; esto debido a que la cabeza del bebé hace presión sobre la cérvix.

Aunque la amniotomía suele tener pocas complicaciones, entre las posibles compilaciones están que el cordón umbilical prolapso; que el parto no comience; riesgo de infección (mientras más tiempo se esté con las membranas rotas, mayor es el riesgo); estrés fetal; puede aumentar la malposición fetal (que la cabeza del bebé no se acomode bien en la pelvis).

NOTA: Es importante entender que la inducción de parto utilizando intervención médica es forzar el parto; lo cual puede causar una cascada de intervenciones; como también aumenta los riesgos, tanto para la parturienta como para el bebé. En las inducciones médicas, el parto suele ser más largo, más intenso y doloroso. Antes de decidirse por una inducción, la gestante debe discutir, ya sea con el médico o partera, y ver si en realidad existe una razón medica válida para justificar la inducción.

Amniotomía para inducir o acelerar el parto

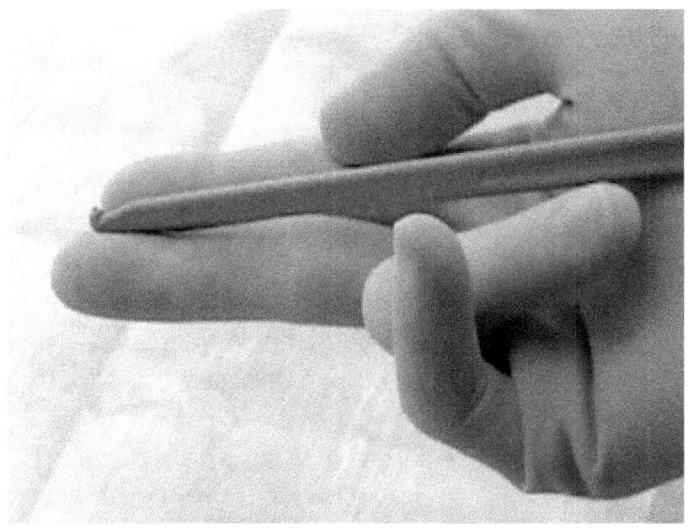

La amniotomía es el nombre que se le da al proceso de ruptura artificial de membranas (romper fuente o aguas). Esta técnica se ha utilizado por cientos de años para inducir o acelerar el parto; haciéndose de rutina en algunos hospital, e infrecuente en otros. Sin embargo, la efectividad de esta técnica no está clara.

El saco amniótico consiste en dos capas de membranas (amnios y corion); y es donde se encuentra el líquido amniótico, la placenta y el feto. El saco amniótico también protege al feto de infección. Entre un 10% de las parturientas rompen fuente o aguas de forma espontánea. Usualmente el saco amniótico se rompe de forma espontánea en algún momento durante el parto activo. Cuando no se ha roto fuente de forma espontánea, puede que el obstetra o la partera sugieran romper fuente, con la intención mayormente de acelerar el parto; ya que el procedimiento influencia el parto:

Influencia física—El líquido amniótico sirve de "cojín" entre la cabeza del bebé y la cérvix. Cuando se rompen fuentes o aguas, la cabeza del bebé hace presión sobre la cérvix, fomentando así la dilatación.

Influencia química—El líquido amniótico contiene químicos y hormonas, que cuando se liberan, estimulan el parto.

La amniotomía (romper fuentes de forma artificial) se puede practicar por sí sola, como en conjunto con Pitocina; tanto para inducir como para acelerar el parto. Se ha encontrado que en muchos casos este procedimiento reduce el riesgo de cesárea. Por otra parte, el romper membranas puede revelar si hay meconio en el líquido amniótico.

NOTA: No se recomienda que se rompan fuentes a menos que el bebé se encuentre en una estación fetal de 0 o positivo (+). Tampoco se recomienda romper fuentes si el bebé viene de cara o de frente; o si existe la condición de vasa previa, donde los vasos sanguíneos de la placenta o del cordón umbilical pasan sobre la cérvix, debajo del bebé.

Uso de Pitocina para inducir o aumentar el parto

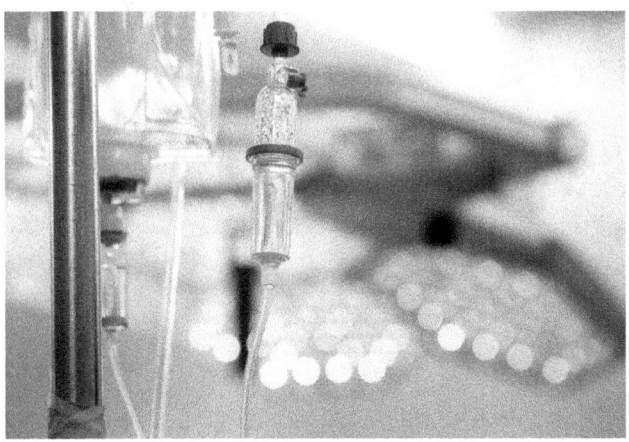

La Pitocina es una forma sintética de la hormona oxitocina, que causa que el útero se contraiga. Esta se diluye en el suero de solución salina, y se administra por goteo intravenoso. La Pitocina es regulada en una bomba de medicación, de forma que la cantidad que se le ofrece a la parturienta es especifica. El regular cuidadosamente la dosis ayuda a minimizar complicaciones, y permite que el médico o la partera "imite" en cierta manera el curso normal de un parto natural. La velocidad de la bomba de medicación dependerá de cómo la parturienta y el bebé responden a la Pitocina.

Cuando el parto no comienza por sí solo, muchas veces es necesaria la inducción de parto. Y la Pitocina es uno de los medicamentos más comunes para inducir el parto. En casos donde el parto ya comenzó, pero el parto está lento o no progresa, se puede utilizar la Pitocina para acelerar o aumentar o aumentar el parto.

Como toda intervención médica, la Pitocina tiene sus riesgos y complicaciones, que pueden incluir:

- Contracciones muy cerca una de otras
- Estrés fetal
- Necesidad de uso de medicamentos para el manejo del dolor de parto (narcóticos y epidural)
- Parto por cesárea
- Ruptura uterina

NOTA: Como medida de seguridad, si se va a inducir o acelerar o aumentar el parto con Pitocina, se recomienda que la parturienta tenga suero intravenoso continuo, monitor fetal electrónico, y se le examine la presión arterial con regularidad. También hay situaciones donde el uso de la Pitocina está contraindicado, como alergia al medicamento, hipertensión, placenta previa, hay estrés fetal, parto múltiple, cesárea previa, la parturienta ha tenido más de 6 partos.

Formas "naturales" de inducir el parto

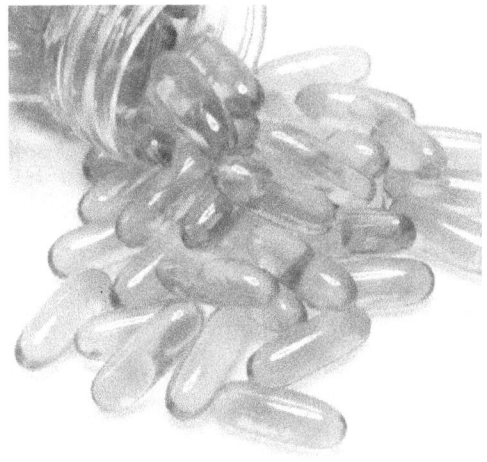

Mientras que lo ideal es no pensar en estas cosas, y que el parto se presente cuando sea el momento; muchas gestantes sienten la presión de inducir de parte de sus médicos, en especial cuando la fecha de parto está cerca. Así que consideran métodos naturales para inducir el parto, y evitar una inducción médica. Entre las recomendaciones más útiles están:

Relaciones íntimas—El sexo es método con más antigüedad para inducir el parto de forma natural. Estudios han encontrado que el tener relaciones sexuales, en especial en las últimas semanas de gestación, reduce el riesgo de pasarse de la fecha estimada de parto. Se piensa que esto sucede porque el semen contiene prostaglandinas; y porque durante el orgasmo se libera oxitocina.

Estimulación de pezones—Esta es también una de las recomendaciones con de más antigüedad. También se piensa que ayuda debido a la liberación de oxitocina cuando se estimulan los pezones. Se puede hacer con las manos; o con máquina de extracción.

Aceite de castor o aceite mineral—Al ingerir aceite de castor (que es un laxante), este estimula los intestinos, lo cual a su vez irrita al útero, y por ende, comienzan las contracciones. Sin embargo, los efectos secundarios del aceite de castor no son nada agradables...retortijones, vómitos y diarreas. También se ha encontrado que pasa al bebé en útero, provocando que haya meconio.

Remedios herbales—Los remedios herbales para inducir el parto también llevan mucho tiempo (muchos de los tipos de inducción medican que se practican hoy en día tienen su origen en remedios herbales de la antigüedad). Entre los más comunes están el aceite de onagra ("evening primerose oil"), y el cohosh negro y azul. Se recomienda consultarlo con su médico o partera antes de utilizar cualquiera de estos remedios.

Visualización guiada—Consiste en las mismas tecnicas de visualización que se utilizan como método de relajación y manejo del dolor natural en el parto. La diferencia seria que en lugar de visualizar el parto ideal; seria entonces visualizar el irse de parto. Hay tecnicas de visualización guiada ya pregrabadas, aunque la gestante puede escribir su propia, y luego tener la asistencia de su pareja o persona de apoyo.

Cuando se sobrepasa la fecha probable de parto

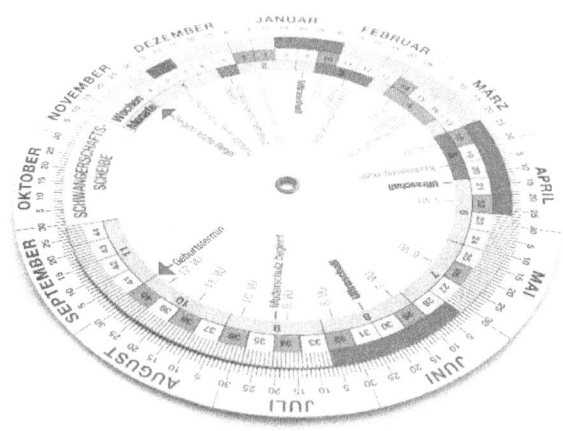

Se considera un embarazo a término cuando el parto llega entre la semana 38 y 40 de gestación; y se considera un embarazo **"tardío"** (41 semanas a 41 + 6 días) o **"postérmino"** (42 semanas o más) cuando se ha pasado de las 40 semanas sin presentarse el parto. Según el Estadounidense de Obstetras y Ginecólogos (ACOG), se estima que un 10% de los partos pasan de las 42 semanas de gestación; y que aquellas gestaciones consideradas "postérmino" son realmente que se ha calculado erróneamente la fecha probable de parto; ya que es difícil determinar la fecha exacta de la concepción.

Si se ha sobrepasado la gestación luego de las 40 semanas (lo cual es común), el médico o la partera pueden recomendar exámenes adicionales para asegurarse de la salud del bebé, que incluyen la **prueba de no estrés fetal**; y el **perfil biofísico del bebé**. Basado en los resultados de estas pruebas el médico o partera discutirán alternativas, como el permitir que el parto ocurra por sí solo, o la alternativa de inducir el parto.

NOTA: Entre los riesgos de pasarse de las 42 semanas de gestación están el que aumenta el riesgo de infección; aumenta el riesgo de alta presión en la gestante; aumenta el riesgo de cesárea; aumenta el riesgo de parto asistido (fórceps o ventosa); aumenta el riesgo de desgarre (bebé grande); poco líquido amniótico; riesgo de meconio; riesgo de hospitalización del bebé.

Prueba de no-estrés fetal

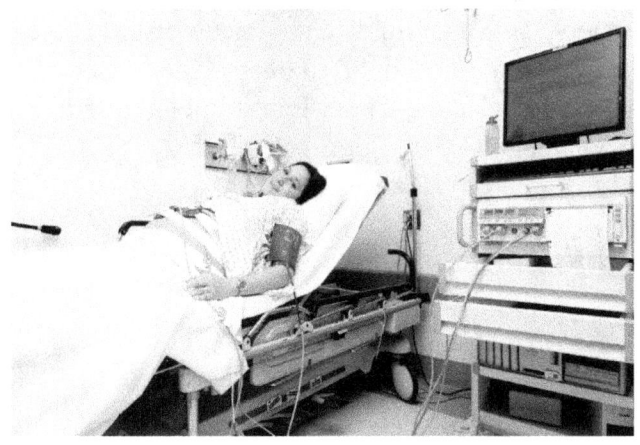

Esta es una prueba común y no invasiva que se hace entre las semanas 38 y 42 de gestación para asegurarse del bienestar del bebé en útero. Esta consiste en conectar a la gestante a las correas y monitor fetal unos 20 a 40 minutos. Se utiliza esta prueba en casos de embarazos de alto riesgo, o donde el embarazo se ha pasado de la fecha probable de parto. La prueba mide los latidos del corazón fetal, junto con la actividad uterina. Hay ocasiones donde se le da a la gestante un botón para apretar cuando siente al bebé moverse durante la prueba.

En una **prueba reactiva**, esto significa que el corazón del bebé late con mayor rapidez cuando se mueve; mientras que en la **prueba no-reactiva**, esto significa que el corazón del bebé no late con mayor rapidez cuando se mueve, o el bebé no se mueve mucho. De ser la prueba no-reactiva, se recomienda hacer un **perfil biofísico** del bebé.

NOTA: A veces el bebé se mueve muy poco o nada durante la prueba, porque está dormido. En estos casos se puede beber un vaso frio de agua, o comerse un dulce, para estimular a que el bebé se despierte. El médico, partera o el técnico de sonogramas también puede "molestar" al bebé para que se despierte.

Perfil biofísico del bebé

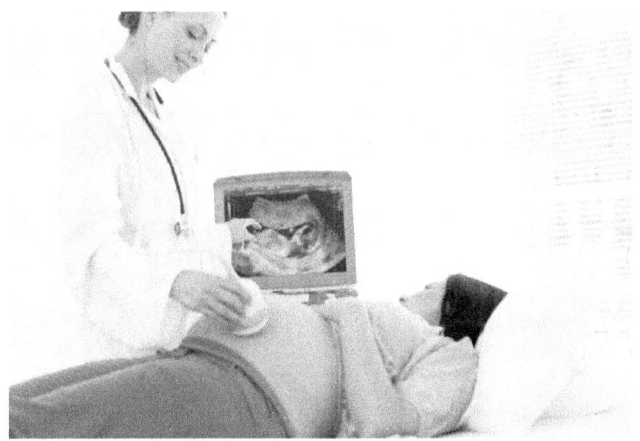

Esta prueba se hace ya al final de la gestación, con mayor frecuencia en gestantes que se han pasado de su fecha probable de parto, como también en embarazos de alto riesgo, como hipertensión, diabetes, retraso de crecimiento intrauterino, lupus, enfermedad renal, hipotiroidismo o perdida de un embarazo luego del segundo trimestre de gestación.

El perfil biofísico es una prueba de ultrasonido más detallada. Aunque algunos obstetras la hacen en su oficina; otros envían a hacérsela en la oficina de un **médico Perinatólogo**. Durante la prueba el médico o el técnico de ultrasonidos busca el tono muscular de los brazos y piernas del bebé, los movimientos del cuerpo, los movimientos de los músculos pectorales (movimientos de "respiración"), y la cantidad de líquido amniótico. La segunda etapa del examen es la prueba de no-estrés fetal. La prueba usualmente se hace entre la semana 38 y 42 de gestación.

Durante la prueba se le da una puntuación al bebé que va desde 0 (no normal) o 2 (normal) según cada categoría. Una puntuación menor de 6 puntos se considera inquietante; muchas veces recomendando acción, como inducción de parto, o parto por cesárea.

IX. El día de parto

¡Llego el Día del Parto!!!
Guía paso a paso para el proceso de parir

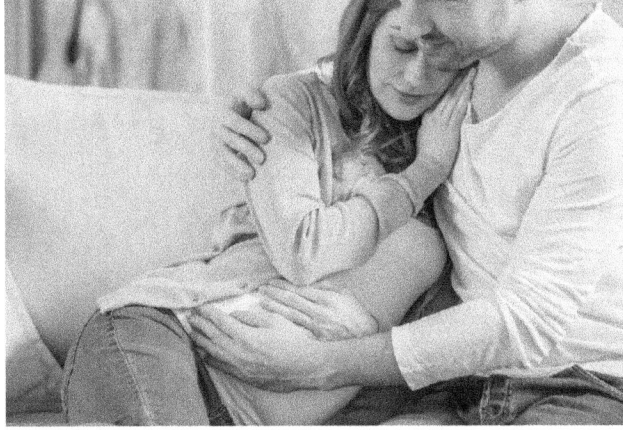

Luego de 9 largos meses de espera, ya llego el momento de la llegada del bebé. Como hemos mencionado antes, el momento del trabajo de parto y parto no es fácil. Pero la recompensa es que pronto se tendrá el bebé en brazos.

Secreciones vaginales y sangrado

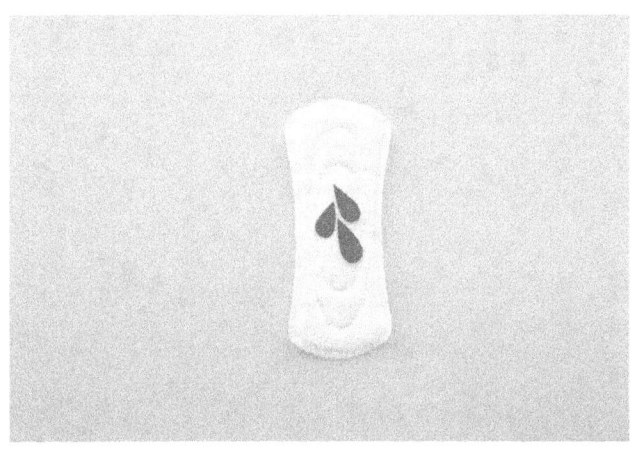

Las secreciones vaginales son comunes durante todo la gestación, volviéndose mucho más abundantes ya para el final de la gestación. Sin embargo, en algún momento la gestante nota una mucosidad grande, ya sea en la ropa interior o en el papel de baño (esta puede ser desde transparente a rosada o marrón). Esto es lo que se conocen como el **tapón mucoso**; que es lo que hace que la cérvix se mantenga cerrada hasta que el cuerpo esté listo para el parto (pueden todavía pasar semanas para que se presente el parto). A veces las relaciones íntimas, o el examen pélvico (vaginal) hace que el tapón mucoso se bote. Algunas personas no botan el tapón mucoso hasta el día del parto.

Ya cuando está comenzando el parto temprano, estas secreciones se vuelven de color rosado o marrón (lo que se conoce como "pink show" o "bloody show"). Esto ocurre cuando la cérvix se está borrando y dilatando.

Cuando se rompe fuente (aguas) sin contracción

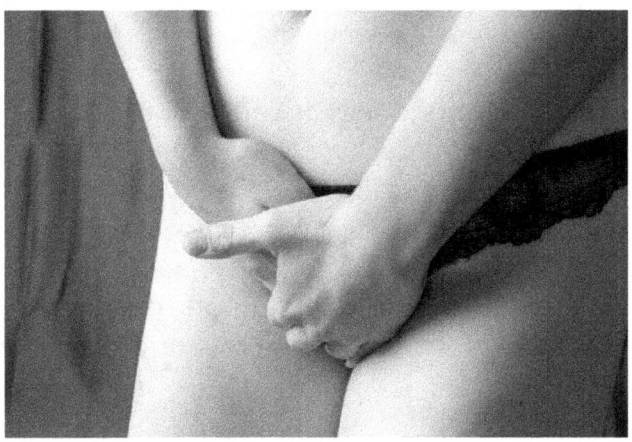

El romper fuente sin contracción se conoce como ruptura prematura de membranas. En el caso del parto en hospital o centro de maternidad, la mayoría de los obstetras en estos casos prefiere que se vaya directo al hospital. En el caso de parto en casa, la patera usualmente va al hogar y examina la condición de la parturienta y su bebé. El manejo del parto cuando se rompe fuentes sin contracciones dependerá de la preferencia del médico o la partera. Algunos protocolos médicos y hospitalarios prefieren que no se esté con fuente rota más de 12 a 18 horas; mientras otros esperan hasta más de 24 horas.

Si no se está segura si se rompió fuente o no, se puede cambiar la ropa interior por una limpia y toser. Si se vuelve a mojar, es que se ha roto fuentes. Si por el contrario, tiene dudas si rompió fuente o no, lo mejor es tomar una ducha rápida e irse al hospital.

En algunos casos las contracciones comienzan al rato de romper fuentes (aguas). Sin embargo, en otras situaciones, hay que intervenir para estimular el parto. Entre las formas "naturales" para estimular que comiencen las contracciones de parto están la estimulación de los pezones (usando las manos o la bomba de extracción) ya que se libera oxitocina, y ayuda a que las contracciones comiencen; caminar; masaje de acupresión (para estimular la liberación de oxitocina). Entre las tecnicas medicas están el uso de Pitocina (forma sintética de oxitocina) para que comiencen las contracciones.

NOTA: Sea cual sea la situación, cuando se rompe fuentes, la recomendación general seria no baños de bañera (tina); no relaciones íntimas; no introducir nada en la vagina. Se recomienda ir de inmediato al hospital o centro de maternidad si la parturienta ha roto fuentes (aguas) y es positiva al grupo de estreptococos B, o si hay meconio en el líquido amniótico.

Cuando comienzan las contracciones

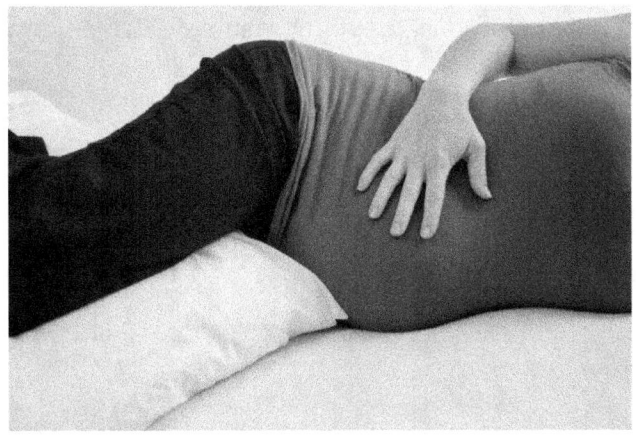

El día de parto, las contracciones suelen comenzar como un "retortijón" leve, parecido a los retortijones de la menstruación. La contracciones suelen ser leves e infrecuentes (pero poco a poco se van poniendo más regulares y frecuentes, según el parto avanza). La **fase de parto temprano** (cuando las contracciones duran 45 segundos o menos) es el momento de descansar, relajarse y distraerse. El parto temprano suele ser la fase de parto más larga, en especial para las personas primerizas (a veces hasta 20 horas). En esta fase, a menos que se haya roto fuentes (aguas), es recomendable permanecer en casa.

La parturienta y su pareja o acompañantes notarán que se ha hecho la transición a **parto activo** cuando las contracciones suelen durar unos 60 segundos, y son más fuertes y regulares (tanto en fuerza como en frecuencia entre una contracción y otra). El humor de la parturienta cambia, que en lugar de estar alegre y feliz en la fase de parto temprano; ya en la fase de parto activo está más enfocada, más concentrada, y más seria (hasta el tono de voz cambia). Se le recomienda repasar la regla del 411 y 511 para ver cuál es el mejor momento dentro de esta fase para irse al hospital.

Señales de que está en trabajo de parto

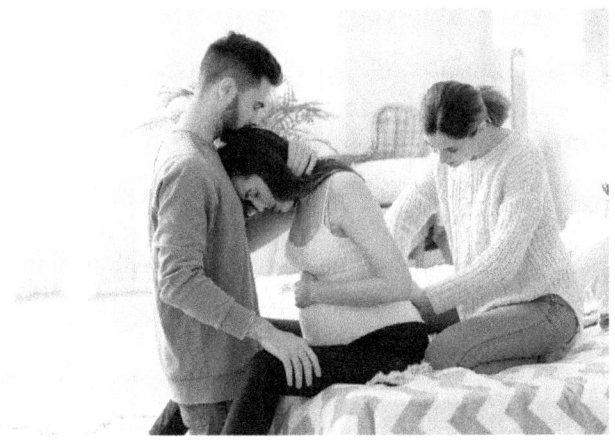

Esta generación ha sido "domesticada" a pensar como el comienzo de parto, al tipo de parto habitual que vemos en las películas o televisión, donde la gestante de repente siente un dolor, se le rompen las membranas y se pare en la primera esquina que encuentre. Sin embargo, el proceso real del parto no es en nada similar a esta situación y definitivamente, es mucho más complejo de predecir. La realidad es que la mayoría de las gestantes pasaran el proceso de trabajo de parto temprano preguntándose si en realidad están de parto o no. Sin embargo, hay varias señales que nuestro cuerpo nos da para distinguir el comienzo de este proceso tan maravilloso.

Entre algunas señales que las gestantes pueden identificar están:

Dolor en la espalda baja—Mientras que muchas gestantes sufren de dolor en la espalda baja, ocasionada por el peso del vientre; el dolor de espalda de parto es uno que viene y se va. También, no todas las parturientas experimentan dolor de espalda; en otras las molestias de parto son en el abdomen. Esto depende de la posición del bebé en el momento en que comience el trabajo de parto.

Tapón mucoso—Durante la gestación la cérvix está "bloqueada" por el tapón mucoso (una mucosidad que impide que nada entre al útero gestante). Una vez la cérvix comienza a borrarse y dilatar, el tapón mucoso se libera (puede liberarse de poco a poco, o el tapón completo). Este puede ser color rosado, marrón, o rojo. Algunas no lo notan; mientras otras lo notan en la ropa interior o en el papel de baño. El tapón mucoso se puede botar hasta dos semanas antes de que comience el trabajo de parto.

Diarrea—Las evacuaciones blandas o la diarrea ya para el final del embarazo pueden ser señal de que el parto está cerca. Usualmente esto ocurre alrededor de 48 horas antes de que comience el trabajo de parto; y ocurre por la liberación de la hormona prostaglandina. Esto ayuda, ya que al tener los intestinos "vacíos", el útero se puede contraer con mayor eficiencia.

Contracciones—Las contracciones son lo que ayudan a la cérvix a dilatarse, como también, en la segunda etapa del parto, ayudan a "pujar" al bebé a través del canal de parto. Muchas gestantes sienten las "contracciones de práctica", conocidas como Braxton Hicks, aun en semanas antes de que se presente el parto. Las contracciones de Braxton Hicks no son lo suficiente fuertes o regulares como para dilatarse; y muchas veces se relacionan a síntomas de deshidratación. Por eso, si se tienen contracciones, se recomienda que se tome un vaso de agua. Si se van, eran contracciones de Braxton Hicks. Sin embargo, las contracciones de parto son mucho más fuetes, más largas, y los intervalos entre una contracción y otra son más cercanas que las contracciones de Braxton Hicks; aparte de que las molestias causadas por la contracción se mueven desde la espalda hacia la parte frontal inferior del vientre (parecido a las molestias de la menstruación).

Anidar—Ya cerca del parto a muchas gestantes le entra un soplo de energía, que las pone a preparar el hogar para la llegada del bebé…desde abastecerse de compra, reorganizar toda la casa, la nevera, los anaqueles, limpiar literalmente todo, etc. Sin embargo, ya cerca de que comience el parto, la gestante siente todo lo contrario; se siente cansada, y quiere descansar…reservando energías para el día de parto.

Ligerez—Esto ocurre cuando el bebé se encaja en la pelvis. Esto puede suceder desde semanas antes, hasta el mismo día en que comienza el trabajo de parto. Se le llama ligerez, ya que cuando el bebé se encaja en la pelvis, la gestante se siente que puede respirar mucho más fácil, aunque comienza a orinar mucho más frecuente (por la presión de la cabeza del bebé sobre la vejiga).

Rotura de membranas/romper fuente—Muchas personas piensan que el parto comienza cuando se rompe fuente. Sin embargo, tan solo un 12% de las gestantes se van de parto cuando rompen las membranas. La realidad es, que si se dejasen en paz, un 75% de las gestantes rompen fuente por sí solas luego de estar en 9 cm de dilatación.

Otras señales de parto—También se pueden experimentar horas antes diarreas, molestias estomacales, perdida de apetito, y un aumento ligero en la presión arterial.

> **Orejita para el acompañante**
> Se puede tomar el tiempo de las contracciones, ya sea con una aplicación hecha con este propósito (recomendamos el app "Full Term") o con un reloj común, y anotarlas. Sin embargo, se recomienda evitar irritar e incomodar a la parturienta persiguiéndola con un reloj cada vez que tenga una contracción.

Se pueden diferenciar las contracciones de parto de las contracciones de Braxton Hicks (contracciones de preparación) en que:

- ❖ Las contracciones de parto se van acercado más unas a otras.
- ❖ Las contracciones de parto se van volviendo más fuertes con el tiempo.
- ❖ Las contracciones de Braxton Hicks solo se sienten en el frente del vientre, mientras que las de parto se sienten por todo el vientre (hasta en la espalda).
- ❖ Las contracciones de parto son más largas.
- ❖ Con las contracciones de parto, cuando se camina, las contracciones se sienten más fuertes.
- ❖ La cérvix se dilata solo con las contracciones de parto.

Tomando el tiempo de la contracciones

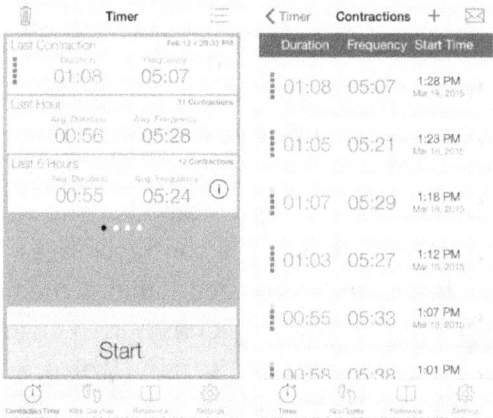

Ya para el final de la gestación muchas gestantes sienten contracciones que no son de parto (Braxton Hicks); así que no es lógico tomar literalmente cada contracción que sintamos. Un buen momento para comenzar a tomar el tiempo de las contracciones es cuando estamos seguras de que estamos en trabajo de parto; es decir, las contracciones tienen un patrón, y duran un tiempo específico de tiempo.

El tomar el tiempo de las contracciones es importante, ya que ayuda a determinar en qué fase de parto se está; ya que cada etapa de parto se caracteriza por el tiempo que dura la contracción.

Parto temprano—Se considera parto temprano cuando la cérvix mide 3 centímetros o menos en diámetro. En esta etapa las contracciones son de intensidad leve (similares a las molestias de menstruación), irregulares (no siguen un patrón), y por lo general duran entre 30 a 45 segundos de duración; y pueden tener un intervalo entre una contracción a otra, que varía de tener una contracción cada 30 minutos, a tener una contracción cada 4 a 5 minutos, entre una y otra.

Parto activo—Se considera parto activo cuando la cérvix mide entre 4 a 7 centímetros de diámetro. En esta epata las contracciones son mucho más fuertes, y duran alrededor de 60 segundos; con intervalos que varían desde contracciones cada 5 minutos, a contracciones cada 3 minutos. Un buen momento para llamar al médico o la partera, es cuando las contracciones tienen un intervalo de 4 a 5 minutos entre una contracción y otra.

Transición—Esta es la última fase de trabajo de parto, que comienza cuando la cérvix tiene 8 centímetros de dilatación; y culmina cuando la cérvix se dilata hasta los 10 centímetros. En esta etapa las contracciones duran alrededor de 90 segundos; en intervalos entre 30 segundos a 2 minutos entre una contracción y otra.

Existen diferentes aplicaciones en los teléfonos inteligentes que ayudan a monitorear el tiempo e intervalo de las contracciones (personalmente recomendamos un app llamado "**Full Term**"). Para los que se sienten más seguros monitoreando las contracciones con reloj, lápiz y papel se recomienda que tome lo siguientes datos:

- ❖ Hora en que comienza la contracción
- ❖ Hora en que termina la contracción
- ❖ Tiempo que dura la contracción
- ❖ Cuanto tiempo pasa entre una contracción y otra

NOTA: Se recomienda comenzar a monitorear las contracciones una vez estemos seguros de que las contracciones no son las de Braxton Hicks; como también, si las contracciones no siguen un patrón (que básicamente las contracciones tienen tanto el mismo tiempo, como el mismo intervalo entre una contracción y otra), entonces se recomiende que se tome un descanso de monitorear las contracciones por una o dos horas.

La dilatación de la cérvix

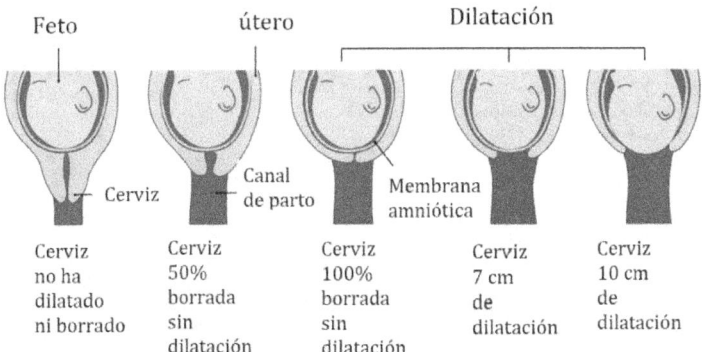

Las contracciones son el efecto de la oxitocina (hormona maternal) sobre el músculo uterino, el cual causa que este se contraiga con el fin de dilatar la cérvix (el cuello del útero), permitiendo así el pasaje del bebé. Una dilatación completa es de 10 centímetros, que es cuando la cérvix está completamente abierta, permitiendo así que el bebé descienda al canal de parto durante la etapa de pujo en el momento del parto.

A la vez que la cérvix se dilata, esta también se ablanda/madura/borra lo cual el médico o partera mide en porcentajes. El borramiento y la dilatación ocurren simultáneamente.

Dilatación de la cérvix
En el chequeo pélvico, el médico o partera nota el cuello del útero duro se siente como la punta de la nariz. Ya una vez se está ablandando/madurando se siente como el lóbulo de la oreja. Una vez completamente ablandado y listo se siente como la parte de adentro de la mejilla (flexible y suave).

Duración del parto

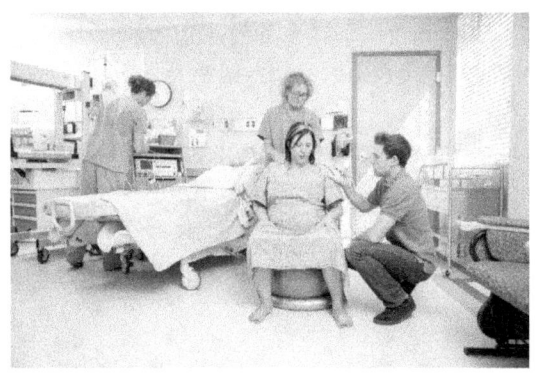

El largo de cada trabajo de parto y parto es diferente entre cada persona gestante, como también en cada gestación. Sin embargo, hay factores que pueden afectar el tiempo de labor de parto, tales como la edad de la gestante, la intensidad de las contracciones, si el parto es natural o es inducido, la posición del bebé en útero, si la gestante ha parido antes (multípara), y la forma y tamaño de la pelvis de la gestante. El promedio de duración de cada fase y etapa de parto es la siguiente:

Parto temprano—Dura un promedio de 6 a 12 horas (en especial en la parturienta primeriza). Una vez la cérvix se borra y se dilata, el bebé se posiciona en el canal de parto, dando comienzo al parto activo.

Parto activo—Dura un promedio de 8 horas

Etapa de pujo—El promedio es menos de 4 horas. La Organización Mundial de la Salud recomienda que se utilicen intervenciones médicas una vez la fase de pujo dura más de 4 horas.

NOTA: Se considera un parto largo, cuando el trabajo de parto junto con el parto dura 17 horas o más en una parturienta primeriza; y 14 horas en una parturienta multípara. Hay que tener en mente que las personas cuentan el tiempo de parto de forma diferente. Algunas cuentan el tiempo del parto temprano y parto activo juntas; mientras que muchos hospitales solo cuentan el tiempo de parto activo (ya que muchas parturientas pasan la fase de parto temprano en el hogar).

Las Cuatro etapas de parto

Dilatación de la Cerviz

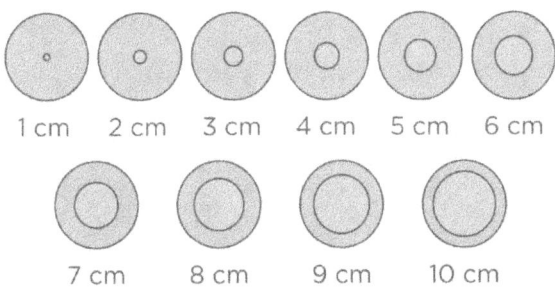

Las 4 etapas de parto se resumen en:

Primera Etapa de Parto—Consiste en el trabajo de parto, que consiste en las contracciones y la dilatación de la cérvix, hasta llegar a 10 centímetros.

Segunda Etapa de Parto—Consiste en la etapa de pujo y expulsivo.

Tercera Etapa de Parto—Consiste en el nacimiento de la placenta.

Cuarta Etapa de Parto—Las primeras semanas y meses del bebé.

NOTA: Según la medida de la cérvix el médico o la partera determina en qué fase de parto se está (parto temprano, parto activo y transición). La primera etapa de parto es la etapa de dilatación, donde la cérvix se dilata hasta llegar a 10 centímetros.

Primera Etapa de Parto

La primera etapa de parto suele ser la parte más larga del parto, donde el útero se contrae, y la cérvix se dilata. Consiste en el trabajo de parto, que consiste en las contracciones y la dilatación de la cérvix, hasta llegar a 10 centímetros. Esta primera etapa de parto a su vez se divide en tres fases: parto temprano, parto activo y transición.

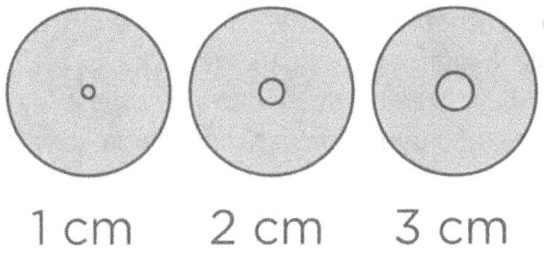

1 cm   2 cm   3 cm

Fase de Parto Temprano—En esta fase las contracciones suelen ser leves, y muchas gestantes se cuestionan si están verdaderamente de parto o no. Al principio el intervalo de las contracciones puede ser de cada 20 minutos entre una contracción y otra, y la duración de las contracciones es aproximadamente 40 segundos. Gradualmente, las contracciones se ponen más cercanas unas a otras (de cada 4 a 5 minutos entre una contracción a otra). Este no es momento de irse al hospital (a menos que se haya roto fuentes o aguas). En esta fase lo recomendable es descansar, y hacer actividades que te "distraigan" y relajen. Si es de noche, se recomienda que la parturienta duerma.

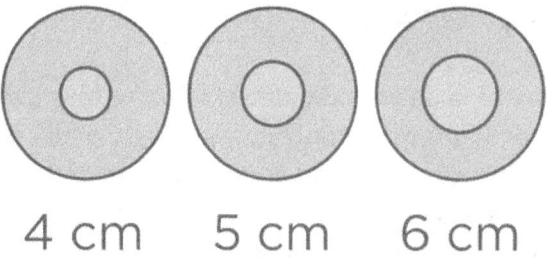

4 cm   5 cm   6 cm

Fase de Parto Activo—En esta fase las contracciones son más intensas, y duran alrededor de 60 segundos; con un intervalo entre una contracción y otra de entre unos 4 a 5 minutos. A menos que la parturienta haya roto fuentes o aguas, o haya planificado un parto con anestesia epidural, todavía es muy temprano para la mayoría irse al hospital. Usualmente el momento ideal de irse al hospital es al final del parto activo, comienzo de la fase de transición. En esta fase las poses y ejercicios que se aprendieron en las clases de parto son efectivos. También es el mejor momento de llamar a la doula.

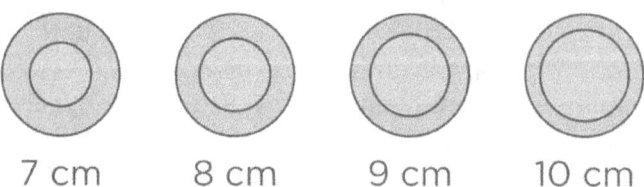

7 cm   8 cm   9 cm   10 cm

Fase de Transición—Mientras que la transición suele ser una de las fases más cortas del parto, definitivamente es la más difícil (para esta fase es que se recomienda haber tomado unas clases de parto). En esta fase, las contracciones suelen durar hasta un minuto y medio; con un intervalo de dos o tres minutos entre una contracción y otra. En esta etapa muchas parturientas pueden sufrir de temblores involuntarios, y hasta vomitar (en especial, aquellas que sufrieron de "mala barriga" o nauseas matutinas. Usualmente esta fase dura menos de dos horas. El apoyo de los acompañantes en el parto es crucial durante la fase de transición. Aquí es donde el acompañante puede emplear todas las tecnicas de manejo del dolor que aprendieron en las clases de parto. La fase de dilatación culmina cuando la cérvix llega a 10 centímetros, y comienza la Segunda Etapa de Parto o Fase de Pujo o Expulsivo.

Manejo del dolor en las diferentes etapas de parto

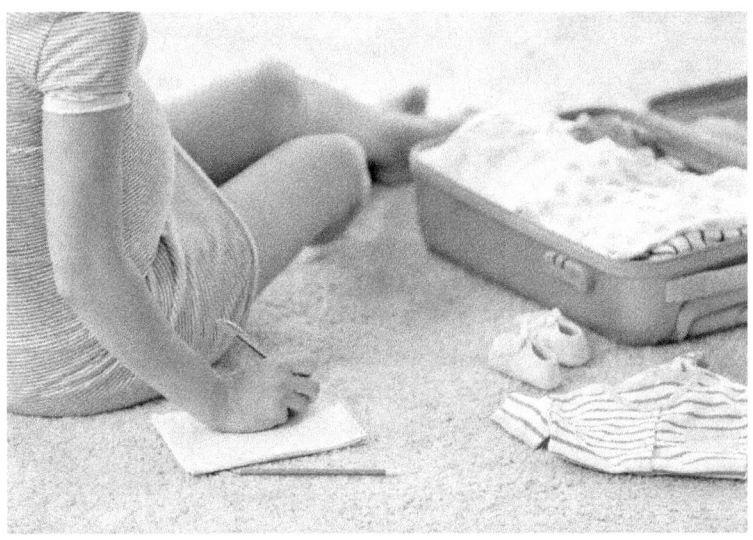

Parto temprano—Esta es la fase donde las contracciones son bastante manejables, ya que la duración de la contracción es alrededor de 45 segundos. En esta etapa usualmente no es necesario el físico; y más bien es la etapa de "ignorar" las contracciones, mientras más estas lo permitan. En esta etapa lo más recomendable es distraerse lo más posible de las contracciones, como ver una película, terminar de empacar (o verificar que lo tenemos todo listo), relajarse. El rol de la pareja o acompañante es más bien de compañía, y de ayudarnos en las cosas de último minuto.

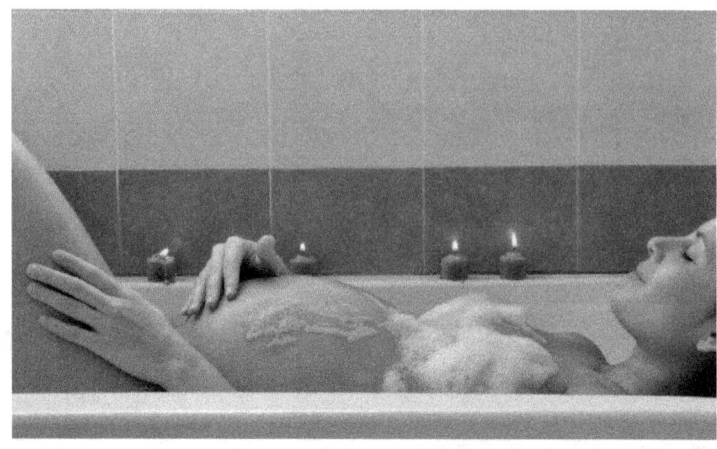

Parto activo—En esta fase las contracciones duran hasta 60 segundos, y son más intensas y regulares que las de parto temprano (por lo general se separan una contracción de otra entre cada 3 a 5 minutos entre una y otra). Aquí la parturienta se enfoca más en el parto. Este es el momento de crear el ambiente de parto; se comienza a cambiar de posición, a caminar, a tomar una ducha o baño en bañera (tina), hacer ejercicios en la bola o en la silla, concentrarse en relajarse, etc. El rol de la pareja o acompañante ahora es más activo (de entrenador). La pareja es el "intermediario" de la parturienta; y su rol es enfocarse en recordarle que cambie de posición; recordarle orinar; recordarle que tome un sorbo de agua después de cada contracción; ofrecer masaje; cuidar que se respete el ambiente de parto (oscuridad, silencio, etc.); llamar al médico o partera; llamar a la doula, etc.

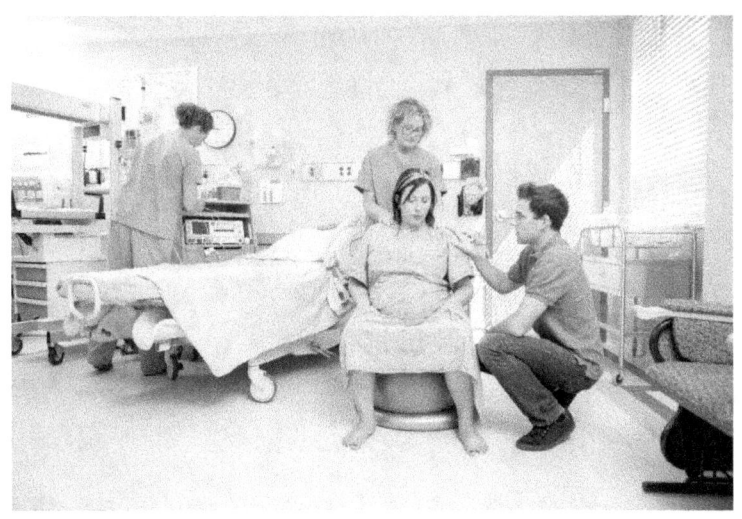

Transición—En esta fase las contracciones duran entre 90-120 segundos; y son más fuertes, más intensas, con intervalos cortos entre una contracción y otra. Las buenas noticias es que, aunque es la fase más difícil del parto, usualmente es la más corta (puede ser tan corta como media hora; o tan larga como dos horas). Durante la transición la parturienta se desorienta, siente calor, le dan gases o hipo, le tiemblan las extremidades (brazos y piernas), y siente presión en la vagina o el ano. Es la fase donde muchas piensan que no lo van a poder lograr. Lo más que ayuda durante la transición es cambiar de posición frecuente (cosa que no es fácil, porque muchas se resisten a moverse); tomar una ducha o baño de bañera; buscar posiciones contrarias al dolor; utilizar tecnicas de relajación (respiraciones, visualización, hipnoparto, etc.). El rol de la pareja o acompañante es de hacer todo lo posible por que la parturienta se sienta cómoda y se relaje (desde abanicar a la parturienta; dirigirla en posiciones; masaje; proteger el ambiente de parto (oscuridad, silencio, etc.); alentarla; etc.

El parto temprano

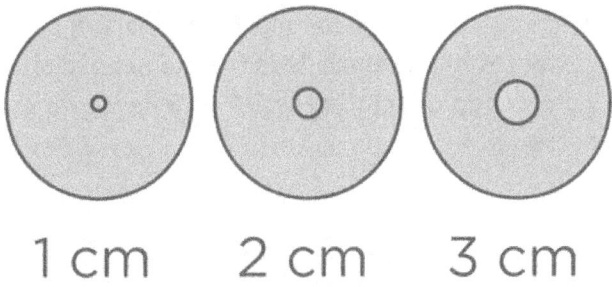

Se considera parto temprano cuando la cérvix mide 3 centímetros o menos en diámetro. En esta etapa las contracciones son de intensidad leve (similares a las molestias de menstruación), irregulares (no siguen un patrón), y por lo general duran entre 30 a 45 segundos de duración; y pueden tener un intervalo entre una contracción a otra, que varía de tener una contracción cada 30 minutos, a tener una contracción cada 4 a 5 minutos, entre una y otra.

En esta etapa se recomienda que la parturienta pase el tiempo:

Relajándose y practicando las tecnicas de relajación (hipnoparto, visualizaciones, meditación, respiraciones, música, masaje)—Ya que la ansiedad y los nervios solo contribuyen a un parto más largo y doloroso. Las tecnicas de relajación y meditación ayudan a la parturienta a inducir un sentido de calma y relajación durante el trabajo de parto.

Verificar la maleta—Si la parturienta se encuentra calmada, este es un buen momento para verificar que tiene todo lo que necesita llevar al hospital para el parto. Muchas gestantes han preparado la maleta al hospital con tiempo; y a veces solo lo que necesita aquellas cosas de cuidado personal.

Hornear—El entretener la mente horneando es una buena forma de pasar el parto temprano. Algunas parejas llevan lo horneado al hospital, ya sea para las enfermeras de sala de parto, o para los familiares y amigos en sala de espera; o lo guardan para cuando vuelvan a casa con el nuevo bebé.

Ver una película o serie—El ver alguna película o programa que le guste a la parturienta la ayuda a distraerse y relajarse.

Posiciones para utilizarse durante el parto temprano:

Durante el parto temprano (contracciones de 40 segundos aproximadamente) es preferible **posiciones de "descanso"** para prepararnos para cuando el trabajo de parto este "activo" (contracciones de 60 segundos o más).

Acostada del lado izquierdo—La parturienta puede colocar almohadas entre las piernas para estar más cómoda.

Semisentada en la cama, sofá o recostada sobre la pareja.

Sentada levantando una pierna—Las posiciones asimétricas ayudan a agrandar la pelvis, cambiar la posición de la pelvis, y ayudan a que el bebé se coloque en una mejor posición.

Cuando irse al hospital

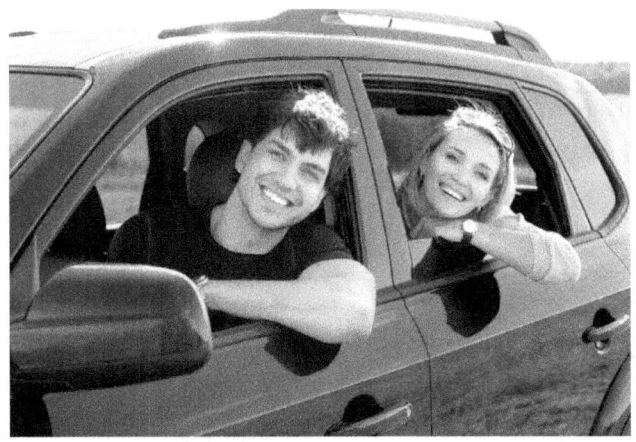

El momento ideal para irse al hospital es en algún momento durante el parto activo (contracciones de 60 segundos). Esto varia de persona en persona, ya que hay que tomar en consideración si es su primer parto o es multípara; cuan cerca están del hospital; si se ha roto fuente (aguas), esparcimiento entre una contracción y otra, etc.

El viaje en auto mientras se está en labor de parto es bastante incómodo para la parturienta. Mucha parturientas dicen que se le ha hecho más fácil ir en la parte trasera del automóvil, encima de almohadas. Una toalla es útil, en caso de romper fuente (también se puede utilizar una toalla sanitaria). Lo importante es manejar el auto de forma segura y LENTA!!! Por lo general, no se va a presentar el parto en el automóvil; y de presentarse, es mejor estacionarse y llamar al 9-1-1 o la línea de emergencias de su país.

Se recomienda hablar de antemano con el obstetra (o si es posible, una visita de orientación al hospital) de forma que la parturienta y sus acompañantes sepan que hacer una vez lleguen al hospital. Hay hospitales donde la parturienta tiene que ser evaluada previamente antes de ir a sala de parto (y si no está en 4 centímetros de dilatación, o no se ha roto fuente, se le envía para la casa); mientras que otros hospitales se va directo a sala de parto.

¿Cuándo irse al hospital?:

- Contracciones cada 4 minutos (parturienta primeriza); o contracciones cada 5 minutos (parturienta multípara)
- Contracciones de 1 minuto de duración
- Este patrón de contracciones debe durar una hora entera
- Fijarse en la parturienta—si está alegre y excitada, todavía no es el momento de irse al hospital
- Si las contracciones duran más de 1 minuto (contando desde que la barriga se pone dura), debes ir inmediatamente para el hospital.

La regla del 411 o 511

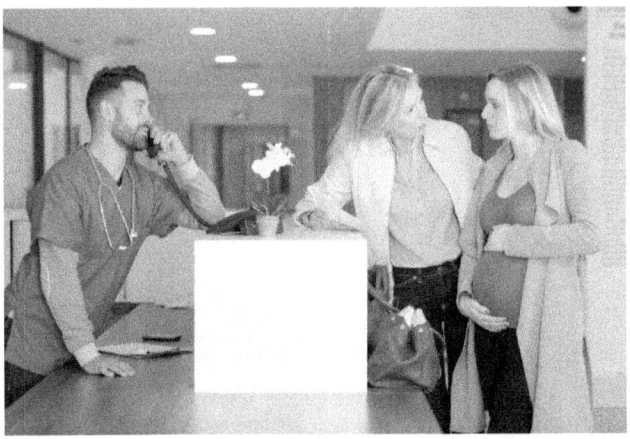

La regla 411 o 511 son unas reglas recomendadas por tanto parteras como doulas que consideran cual momento es el "ideal" para irse al hospital, centro de maternidad, o llamar a la partera para que venga al hogar.

411 significa que las contracciones están cada 4 minutos; cada contracción dura 1 minuto; y llevan en el mismo patrón por una hora. (A veces estas recomendaciones son difíciles para entender; y les explico 15-1-1; es decir, 15 contracciones de 1 minuto en 1 hora). Esta es una buena recomendación para personas primerizas.

511 significa que las contracciones están cada 5 minutos; cada contracción dura 1 minuto; y llevan en el mismo patrón por una hora (De igual forma les explico 12-1-1; es decir, 12 contracciones de 1 minuto en 1 hora. Esta es una buena recomendación para personas multíparas.

El parto de emergencia

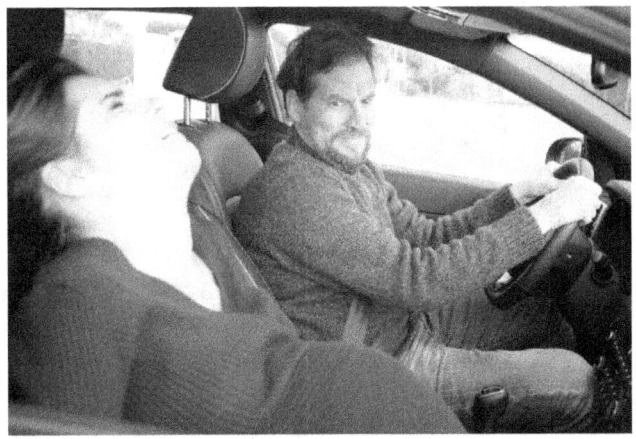

Aunque las películas nos hacen pensar que la mayoría de las parturientas se paren en los elevadores, en los carros, en los baños y hasta debajo de un puente en medio del camino; la realidad es que esto es poco probable. Sin embargo, cuando esto sí sucede, en lugar de tener pánico de que algo va a salir mal, la verdad es que estos partos de emergencia por lo general vienen sin ninguna complicación, por lo cual son tan rápidos. Hay que tener en mente que el parto es un evento normal y natural y no una enfermedad.

- ❖ Que no cunda el pánico—aun si se está sola, lo que más sirve de ayuda es enfocarse y concentrarse en el parto.
- ❖ Llamar al doctor y al 9-1-1.
- ❖ Si se está en el automóvil, se recomienda estacionarse en un lugar seguro, y encender las luces de emergencia (es más seguro que conducir como un loco hasta el hospital).

- ❖ Recordarle a la parturienta pujar suavemente con las contracciones.
- ❖ Si se comienzas a ver la cabeza del bebé, se recomienda colocar la mano sobre la cabeza, para que salga con apoyo y no rápidamente.
- ❖ Se prefiere que la parturienta jadee, en lugar de pujar, para de esta forma evitar el desgarre.
- ❖ No se debe halar la cabeza del bebé!
- ❖ Pasar suavemente la mano sobre la nariz del bebé para ayudarlo a eliminar la mucosidad y el líquido amniótico.
- ❖ Colocar al bebé sobre la parturienta, con su cabeza más abajo del cuerpo, para ayudarlo a eliminar el líquido amniótico.
- ❖ Cubre a la parturienta y al bebé con una toalla o sabanita.
- ❖ No halar ni cortar el cordón umbilical.
- ❖ Si nace la placenta, se coloca al lado del bebé.
- ❖ Si es posible, esperar a que llegue ayuda. De lo contrario, pueden irse al hospital.
- ❖ Si se está muy nervioso, y no se acuerdas de nada, es mejor no hacer nada y dejar que el parto mismo corra su curso.

Llamada telefónica al obstetra o la partera

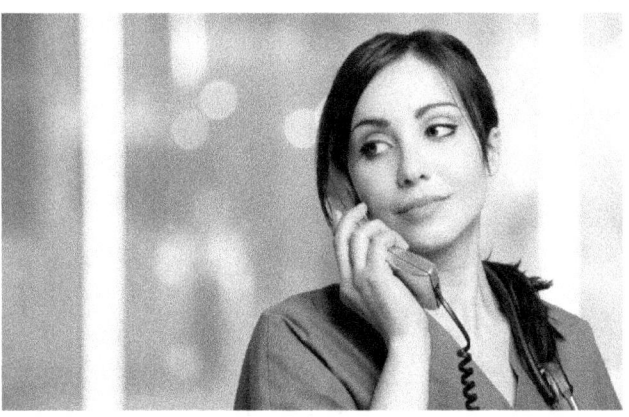

Cada médico o partera tiene un protocolo diferente de cuándo y como la gestante o la parturienta se puede comunicar con ellos, en especial en el día de parto. Hay algunos y algunas que están accesibles desde el parto temprano; mientras otros solo quieren que uno se comunique si se está en parto activo (contracciones de 60 segundos), o si se ha roto fuentes (aguas). Otros no tienen ninguna comunicación telefónica; y la indicación a sus clientela es irse directo al hospital, sea a sala de emergencias o de parto, y de ahí el personal del hospital se comunica con médico. En el caso de las parteras, usualmente estas vienen y chequean pélvico a la parturienta, y se mantienen en comunicación con la parturienta, hasta que estas están listas para el parto.

Llegando al hospital

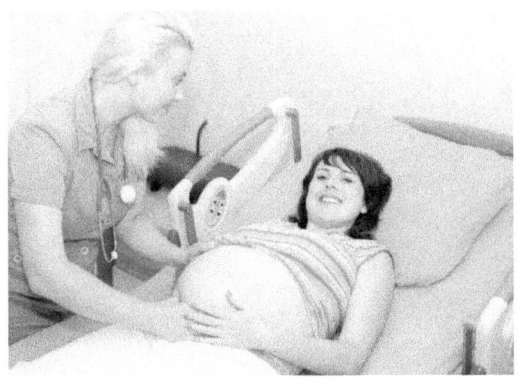

Una vez la parturienta llega al hospital, el obstetra o la enfermera le hará un examen pélvico (vaginal) para determinar el borramiento y la dilatación del a cérvix. De ahí se determina si te admiten al hospital o la envían de nuevo a casa, a esperar que el parto se ponga activo. Por lo general, si la parturienta tiene menos de 3 centímetros de dilatación, es mucho mejor y más cómodo pasar la fase de parto activo en casa en lugar del hospital. Sin embargo, si la parturienta ha roto fuentes (aguas) o necesita asistencia médica para el manejo del dolor, el medico puede considerar admitirla al hospital. Por el contrario, si la parturienta tiene 5 o 6 centímetros de dilatación, será admitida de inmediato al hospital.

Lo ideal en un parto sería permanecer el parto temprano en casa, en un ambiente donde la parturienta se siente cómoda y segura; y luego irse al hospital cuando el parto está en la fase activa. El practicar tecnicas de distracción y relajación durante el parto temprano evita que la parturienta quiera irse al hospital demasiado temprano.

Monitor Fetal

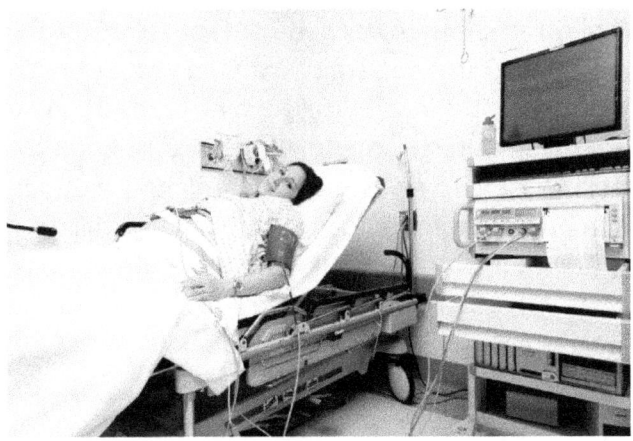

En la mayoría de los hospitales, el bebé es monitoreado todo el tiempo (**monitoreo continuo**) durante el trabajo de parto y parto; mientras que el **monitoreo intermitente** suele ser más común en centros de maternidad, y partos en casa. El monitoreo fetal se puede hacer externo (las famosas correas y "toco") o interno, o ambos. El método de monitoreo que se utilice durante el parto usualmente es parte ya de la política del hospital; pero también se puede considerar según como vaya el parto, o el riesgo de complicaciones en la gestante/parturienta. El **Doppler** es un tipo de estetoscopio especial que se utiliza para auscultar los latidos fetales. Aunque ya el Doppler ha sido sustituido en prácticamente todos los hospitales por el monitor fetal electrónico; todavía hay obstetras que lo utilizan en las visitas prenatales. También es común entre las parteras, en los partos en casa.

También existe el **monitor interno**, el cual es un electrodo que se coloca en el cuero cabelludo del bebé en útero, que evalúa el ritmo cardiaco del bebé durante el trabajo de parto y parto. El uso de este tipo de monitor se limita a partos de gestantes de alto riesgo; o en casos donde no se puede auscultar efectivamente al bebé con el monitor externo. Para el uso de este tipo de monitor, se practica una amniotomía (romper fuente de forma artificial), a menos que ya la parturienta haya roto fuente o aguas de forma natural, y se coloca un electrodo fetal atornillado en las primeras capas del cuero cabelludo del bebé.

El menos común que se utiliza para monitorear las contracciones es el **catéter de presión intrauterina**, que también se coloca dentro del útero, entre la pared uterina y el bebé. Esto permite medir la intensidad exacta de las contracciones, en lugar de dejarse llevar por el monitor externo, que es menos preciso.

El **monitor fetal externo** utiliza dos bandas o "correas" que se colocan alrededor del abdomen de la gestante o parturienta, para medir el ritmo cardiaco del bebé y las contracciones. El promedio del ritmo cardiaco que se considera "normal" en un bebé es entre 110 y 160 palpitaciones por minuto. Fuera de este ritmo, si el ritmo cardiaco es demasiado alto, esto podría indicar que el infante está en estrés; y si el ritmo cardiaco es demasiado bajo, esto podría indicar que el bebé está padeciendo de deprivación de oxígeno, ya sea porque el cordón umbilical está siendo comprimido, entre otras razones. El médico o partera se fija si el bebé está padeciendo de estrés en relación con la contracción si el estrés ocurre durante la contracción, entre una contracción y otra (periodo de descanso), al final de la contracción, o todo el tiempo. Y mientras que el monitor fetal es una herramienta útil que ha salvado varias vidas, también se asocia con un aumento en los porcentajes de parto por cesárea.

Del monitor fetal indica que el bebé está padeciendo de estrés fetal, el equipo de sala de parto puede intentar las siguientes tecnicas para aliviar el estrés en el bebé:

- Aumentar el oxígeno en la parturienta
- Aumentar los fluido en la parturienta para hidratarla (suero intravenoso)
- Cambio de posición en la parturienta
- Uso de fórceps o ventosa en el parto
- Parto por cesárea

Interpretando el monitor fetal

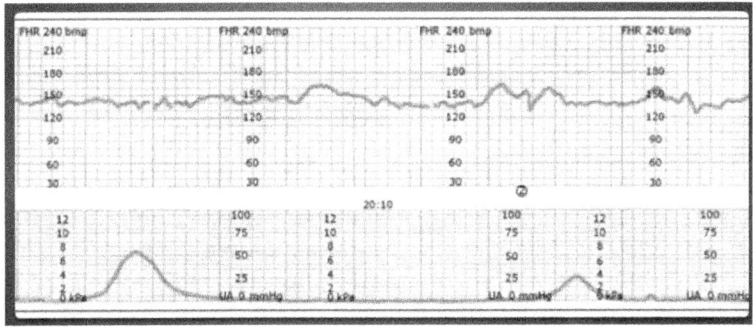

El monitor fetal provee una gráfica (ya sea en papel o en pantalla) que deja saber al equipo de parto como el ritmo cardiaco del bebé se comporta cuando hay una contracción. Cuando uno mira a la pantalla del monitor fetal, uno identifica donde se muestra el ritmo cardiaco del bebé, y donde se muestra las contracciones. En el trazado (papel), este se coloca de forma horizontal para poder interpretarlo. A parte de la habitación de parto, el monitor fetal de cada parturienta se ve también en los monitores del área de enfermeras de sala de parto, de forma que ellas pueden estar pendientes de cómo va todo sin tener que entrar a la habitación de parto.

Dilatación de la cérvix

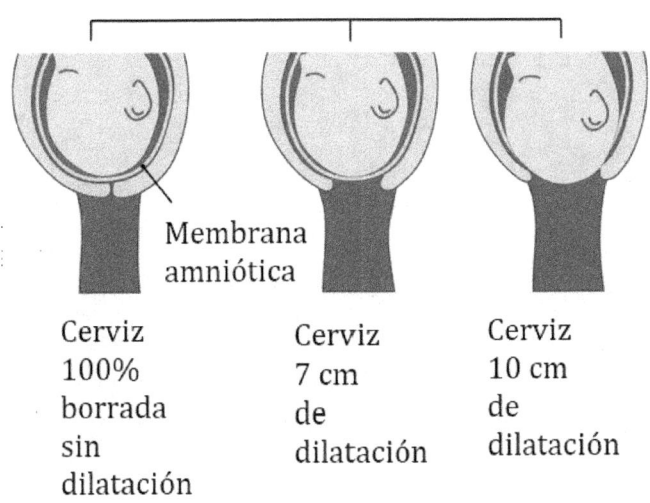

La dilatación completa de la cérvix es cuando la cérvix llega a 10 centímetros; que es cuando le es posible al bebé descender por completo al canal de parto, todo durante la segunda etapa del parto, conocida como **pujo** o **expulsivo**. En gestantes y parturientas primerizas, se le da más énfasis al borramiento que a la dilatación, ya que en estos casos la cérvix debe borrar primero, para luego dilatar. Sin embargo, en la multípara, la dilatación es mucho más rápida. Se estima que la parturienta primeriza dilata menos de un centímetro por hora (luego del parto activo); mientras que la multípara suele dilatar más de un centímetro por hora.

Estación del bebé en la pelvis

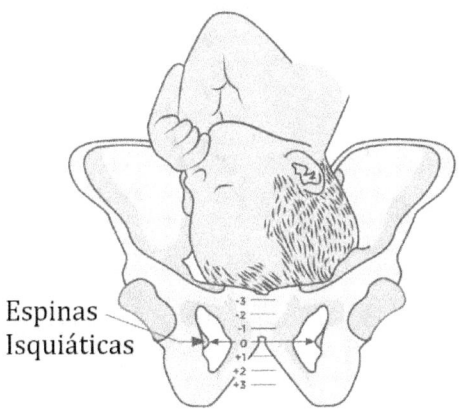

Espinas Isquiáticas

La estación del bebé en la pelvis se utiliza para medir cuanto el bebé ha descendido en la pelvis; y se mide según donde se encuentra la cabeza del bebé en relación con las **espinas isquiáticas**. Las espinas isquiáticas se encuentran entre 3 a 4 centímetros dentro de la vagina, y se utilizan como punto de referencia para medir la estación del bebé. La estación fetal se indica en números positivos y negativos.

-5	El bebé está flotando
-3	La cabeza del bebé está sobre la pelvis
0	La cabeza del bebé se encuentra en el fondo de la pelvis
+3	El bebé comienza a verse en el canal de parto
+5	El bebé está coronando

Posiciones para el trabajo de parto durante parto activo

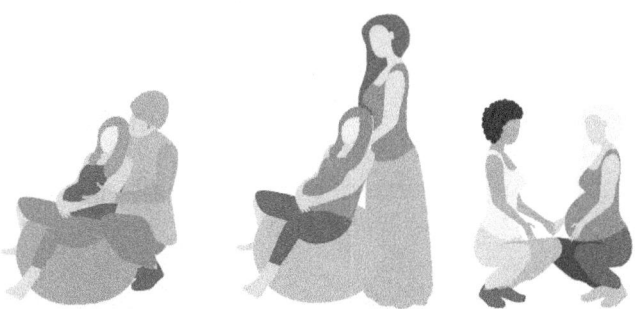

El cambiar de posición entre una y otra contracción, y el mantenerse móvil es de gran beneficio durante el trabajo de parto y parto ya que:

- ❖ Alivian el dolor de parto
- ❖ Reducen el dolor de parto
- ❖ Ayudan a regular la frecuencia, duración y eficacia de las contracciones
- ❖ Ayuda a que el bebé se acomode más bajo en la pelvis mucho más rápido
- ❖ Asegura que el bebé reciba suficiente oxigeno
- ❖ Reduce el tiempo de parto

Hay que tener en cuenta que no existe ninguna posición "ideal" para el parto. Lo mejor es que cambiar de posiciones con frecuencia, entre una y otra contracción, de forma que la parturienta se encuentre relajada y en control del dolor de parto.

Caminar y permanecer parada—El caminar y pararte durante las contracciones es de gran ayuda durante el parto temprano. La parturienta se puede recostar sobre su acompañante o doula durante las contracciones. En las contracciones también se pueden mover las caderas suavemente de lado a lado (el baile); en otra contracción se pueden mover las caderas hacia el frente y hacia atrás; como también se puede aprovechar otra contracción y hacer círculos pélvicos a favor de las manos del reloj o hacer la figura 8.

Inclinada hacia el frente—Si se siente mucho dolor de espalda durante las contracciones, todas las posiciones que se inclinan hacia el frente hacen sentir a la parturienta mucho mejor. Se puede inclinar hacia el frente recostándose sobre una silla, sobre una mesa, sobre una bola de parto, recostándose sobre la pared o sobre el acompañante o doula.

Arrodillada—Las posiciones arrodilladas ayudan también al dolor de espalda. La parturienta se puede arrodillar y recostarse sobre una bola de parto o sobre varias almohadas. En el hospital
si así lo permiten, se puede subir el espaldar de la cama, arrodillarse en la cama, y recostarse del espaldar.

Manos y rodillas—Esta posición ayuda a quitar la presión y el dolor de espalda, ayudando a que el bebé se rote a una mejor posición para el parto. Esta posición también ayuda a que el bebé se oxigene mejor.

Trepando una pierna—Se puede intercambiar de pierna, subiendo la pierna en una silla firme, o sobre un escalón, sobre un taburete ("stool"), o sobre el inodoro. También la posición egipcia (el tener un pie delante del otro) es de gran ayuda durante las contracciones.

Cuclillas—El colocarse de cuclillas ayuda a expandir la pelvis un 10% más, permitiendo más espacio al bebé para que se rote, y se mueva por la pelvis. Esta también es una buena posición para el pujo, ya que lo hace más efectivo. La parturienta puede ponerse en cuclillas, con la ayuda de una silla o de su acompañante. Para el pujo, algunos hospitales cuentan con una barra estabilizadora para ayudar a colocarte en esta posición.

Sentada en la cama—En esta posición se puedes cambiar de posición en cada contracción, ya sea cambiando las piernas de posición de mariposa a semi-mariposa, a triangulo, a inclinarse hacia el frente, o inclinarse hacia atrás mirando hacia arriba. También se pueden echar las rodillas hacia el pecho (levantar las rodillas), lo cual ayuda si el parto esta lento.

Mecerse de lado a lado—El mecerse durante las contracciones alivia grandemente. Se puede mecer de lado a lado sentada en una silla, en la cama o en una bola de parto. El mecerse mirando hacia arriba ayuda a aliviar el dolor de las contracciones.

Acostada de lado—Esta es una buena posición para descansar. No está mal el tomarse unos 20 minutos dentro de cada hora de parto para colocarte de lado; también se puede recostar del lado izquierdo una hora, en especial si la parturienta está cansada. Esta es una posición neutral que ayuda a recuperarse de las contracciones; como también ayuda a aliviar el dolor de espalda, y oxigenar al bebé.

Intervenciones comunes durante el parto

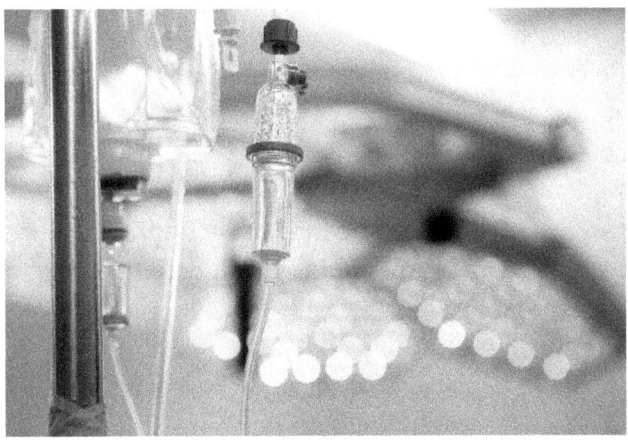

Muchas veces las intervenciones médicas se utilizan mucho más por ser política del hospital que por complicaciones médicas.

Suero de Solución Salina—Se introduce un catéter pequeño en una vena, por lo general en el brazo. Esto permitiría la introducción rápida de medicamentos u otro fluido en caso de una emergencia. En algunos planes de parto se utiliza el **bloqueo de heparina** ("Heparin Lock") que es el comienzo de este catéter, sin este estar conectado a un suero de solución salina. Esto permite tener mayor libertad de movilidad y movimiento durante el parto. De igual forma, puedes pedir que se te coloque el catéter en el brazo en lugar de en la parte de atrás de la mano, ya que esto impide el movimiento de la muñeca.

Catéter de foley ("foley")—Se inserta en la vejiga para drenar la orina. Sin embargo, la mayoría de las parturientas pueden caminar al baño o utilizar un pato o chata. Pero si se está utilizando anestesia epidural, o en caso de cesárea, el catéter es de gran utilidad, ya que permite mantener la vejiga vacía sin ningún esfuerzo de parte de la parturienta.

Rasurar—Ya este procedimiento no se utiliza de rutina. Antes se rasuraba el vello púbico, debido a que se pensaba que así se prevenía la infección. Sin embargo, se descubrió que la realidad era todo lo contrario.

Enema—Ya este procedimiento no se utiliza de rutina. Se utiliza la enema para ayudar a vaciar tus intestinos. Sin embargo, el parto por lo general se comienza con diarrea o evacuar frecuentemente, así que este procedimiento generalmente esta de más. Si está en el plan de parto el uso del enema, se sugiere que este procedimiento se haga durante el parto temprano que durante el trabajo de parto activo.

Anotomía—Esta es la ruptura artificial de las membranas. Se hace porque se piensa que acelera el parto; pero la mayoría de los estudios demuestran que esto no es cierto para la mayoría de las parturientas. Si las membranas se dejan tranquilas, 75% de ellas se romperán por sí solas ya cuando estés en 9 centímetros de dilatación. También se rompen las membranas para verificar la claridad del líquido (para descartar si el bebé ha pasado meconio) o para insertar el monitor fetal interno.

Monitoreo fetal—el Estadounidense de Obstetras y Ginecólogos (ACOG) dice que la mayoría de las parturientas de bajo riesgo no necesitan el monitoreo fetal constante. Sin embargo, esto es una práctica continua en la mayoría de los hospitales. El **monitor fetal externo** son unas correas que se colocan alrededor de la cintura de la parturienta, que va acompañada de otra máquina que lee e imprime las contracciones y los latidos del corazón del bebé. El monitor externo funciona por ultrasonido y es menos confiables que el monitor interno.

Episiotomía—Consiste en un corte quirúrgico en el área del perineo (piel entre la vagina y el ano), para agrandar el área y permitir que el bebé pase más fácilmente. Sin embargo, estudios demuestran que por lo general este procedimiento no es necesario para todos los casos, exceptuando en el caso de estrés fetal, o para dirigir un desgarre. Hay muchas cosas que se pueden hacer para prevenir la episiotomía, tal como una buena posición para el pujo y parto, masaje en el perineo (durante el embarazo y parto), pujo controlado y lento, y manipulación del médico.

Otras prácticas hospitalarias:
- Limitar el número de acompañantes
- Cesárea
- Alojamiento en conjunto
- Política de salas de recién nacidos
- Política de hermanitos en Sala de Partos o en la habitación
- Política de visitantes

Segunda Etapa de parto—Etapa de pujo o expulsivo

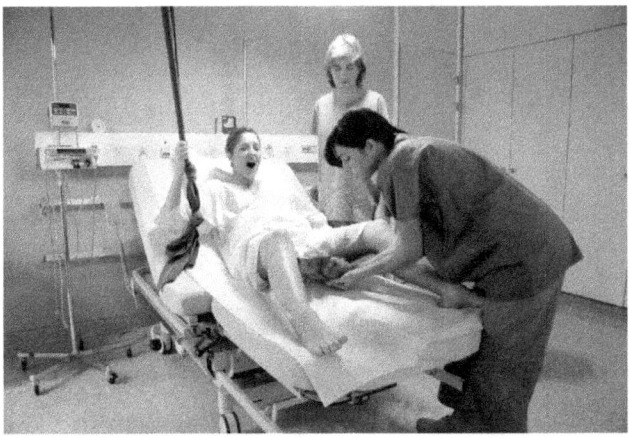

La segunda etapa de parto se conoce como el pujo o el **expulsivo**. Mientras que en la primera etapa de parto la clave es relajarse, de forma que el cuerpo haga su trabajo; en la segunda etapa de parto es donde la parturienta está activa, ayudando a que el bebé nazca. Mientras esta etapa pudiera durar hasta tres horas o más, por lo general dura mucho menos. El tiempo que dura la etapa del pujo dependerá de varios factores, tales como:

- Posición de la parturienta para el pujo—las posiciones verticales ayudan a que el parto sea más fácil y rápido.
- Posición del bebé
- Si se han utilizado medicamentos durante el trabajo de parto

Usualmente, las contracciones de pujo (o ganas de pujar) pueden tardar hasta cuatro minutos unas de otras (hay partos que duran mucho menos); y culmina con el nacimiento del bebé.

La etapa del pujo comienza una vez la cérvix está completamente dilatada (10 centímetros) hasta el nacimiento del bebé. Usualmente dura entre varios minutos hasta horas (4 a 8 horas). Suele tomar más tiempo en primerizas y en parturientas que han recibido anestesia epidural.

Hay parturientas que comienzan con ganas de pujar antes de los 10 centímetros de dilatación. Mientras que el Estadounidense de Obstetras y Ginecólogos (ACOG) ha expresado anteriormente que si la parturienta desea pujar, que se le permite; todavía hay dos escuelas en cuanto al pujo. Una dice que si se sienten ganas de pujar, aun cuando no se está completamente dilatada, que se puje, ya que esto ayuda en el proceso de dilatación; la vieja escuela dice que el pujar antes de completar la dilatación (10 centímetros) causa inflamación de la cérvix, atrasando el proceso de parto. Esto es impredecible; ya que hay casos donde la parturienta puja desde los 7 centímetros de dilatación, sin que se le inflame la cérvix; mientras otras pujan a los 9 centímetros de dilatación, y la cérvix se inflama.

Teniendo esto en cuenta, e irnos en un punto medio; si se tienen ganas de pujar y la cérvix no está completamente dilatada se recomienda:

- Hacer pequeños pujos en cada contracción, de forma que se calme las ganas de pujar, pero no se cause inflamación.
- Mirar hacia arriba durante la contracción (la barbilla hacia el techo).
- Jadear
- Soplar como si se estuviera soplando una vela de cumpleaños.

Muchas parturientas sienten unas fuertes ganas de pujar (como para ir a evacuar). Esto ocurre debido a la presión de la cabeza del bebé sobre el plexo de nervios de Ferguson, causando el **reflejo de Ferguson** (pujo). Ahora, no todas las parturientas sienten este reflejo. Algunas son porque están bajo la influencia de la anestesia epidural; otras porque se encuentran en la **fase de descanso**.

Se le llama la **fase de descanso**, cuando la parturienta llega a 10 centímetros (y no está bajo los efectos de anestesia epidural), pero no sienten ninguna contracción. Esta fase de descanso puede durar hasta una hora. Sin embargo, muchos hospitales y centros de maternidad obligan a la parturienta a pujar, aun cuando esta no siente ganas (algo que no es beneficioso ni para la parturienta ni para el bebé). Algunos médicos administran Pitocina, de forma que la parturienta que se encuentra en la fase de descanso puje cuando sienta el dolor de la contracción.

Fuera de la fase de descanso; si la parturienta siente el **reflejo de Ferguson** (ganas de pujar), este reflejo dura entre 60 y 90 segundos, y puede venir en intervalos de entre 2 a 5 minutos (se deben aprovechar estos intervalos para descansar entre un pujo y otro). Es importante que en la fase de pujo, la parturienta enfoque el pujo hacia el área rectal (como si estuviese yendo al baño a evacuar), en lugar de hacer el pujo con la cara.

Ya casi al final, es normal que la cabeza del bebé comience a salir, pero se vuelva a entrar a la vagina (totalmente normal). También se puede sentir un ardor, que se le conoce como **anillo de fuego**. Es normal no querer pujar cuando se siente ese ardor.

Hay hospitales que todavía practican el **pujo dirigido** (ya que es más útil en personas que están bajo la influencia de la anestesia epidural y no sienten las ganas de pujar). Sin embargo, es más recomendable el **pujo espontaneo**; donde al parturienta puja cuando siente ganas. En el pujo dirigido (que también le llama el **pujo purpura**, debido a que la parturienta tiene que aguantar la respiración durante el pujo), la parturienta aguanta la respiración, y puja bajo el conteo del médico, enfermera u otro, en un conteo de 10, mientras le gritan (literalmente) a la parturienta que puje. Este tipo de pujo, aunque todavía se practica, no es recomendable, ya que depriva a la parturienta y al bebé de oxígeno, causando estrés en ambos; como a su vez, aumenta el riesgo de desgarre, episiotomía; como también debilita el suelo pélvico.

Posiciones durante el pujo

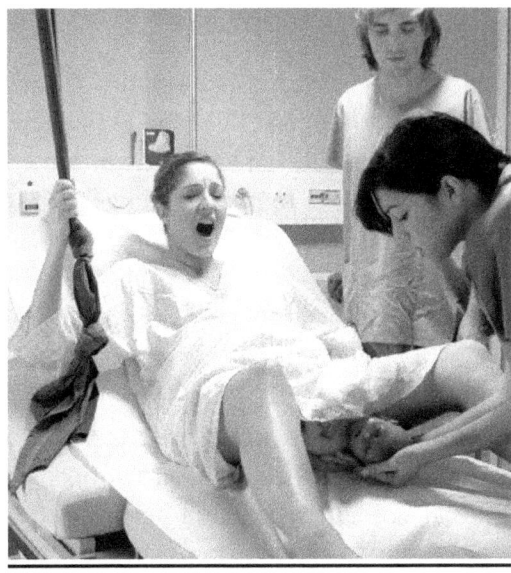

La posición que se escoja para parir debe ser una tanto cómoda como productiva para la parturienta. La gravedad sirve de gran ayuda a que el bebé salga, especialmente cuando se te hace difícil pujar.

La posición que comúnmente se utiliza en los hospitales (**litotomía**) desgraciadamente no utiliza la gravedad como ayuda, aparte de que fomenta el desgarre o el uso de episiotomía. Hay posiciones más favorables que puedes utilizar. La ideal sería ñangotada, ya que la pelvis se abre hasta un 30% más. Sin embargo, también se pueden asumir otras posiciones de parto como la sentada (con ayuda del acompañante).

Formas de cómo pujar:

El pujo espontáneo—La parturienta sigue las señales de su cuerpo, y puja cuando siente el deseo. Este tipo de pujo causa menos tensión, tanto en la parturienta como en el bebé, ayudando a que sea más rápida la segunda etapa de parto.

El pujo dirigido—Se utiliza mucho cuando la parturienta no siente ganas de pujar (muchas veces por el uso de narcóticos o la anestesia epidural). Se comienza cada contracción con una respiración profunda...se expira...se inhala de nuevo, y se aguanta la respiración, curveando hacia el frente el cuerpo para ayudarse a pujar. El médico, enfermera o acompañante cuenta hasta diez; se hace un cambio de aire, y se repite el proceso hasta que la contracción termina (el médico, la enfermera o acompañante se dirige por el monitor fetal para saber cuándo hay contracción).

El pujo solo en el momento del parto—Es más popular entre las parturientas que están bajo el uso de narcóticos o anestesia epidural; donde se permite que el mismo cuerpo puje al bebé, y solo se comienza el pujo activo cuando el médico o la enfermera pueden ver la cabeza del bebé. Se dice que este tipo de pujo no es tan agotador, especialmente cuando la parturienta no siente ganas de pujar.

El "labio" cervical

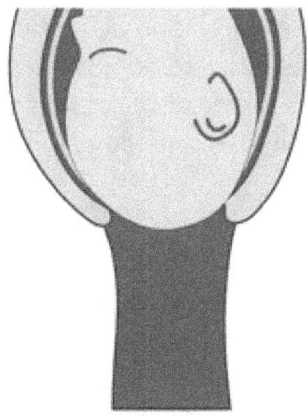

En algunos partos, la cérvix se dilata completamente a 10 centímetros, pero uno de los lados de la cérvix todavía está presente...a esto se le conoce como un labio cervical. Cuando el labio cervical se encuentra en la parte anterior de la pelvis (en la parte del frente, cerca del hueso púbico), esto suele ocurrir cuando la cérvix queda en cierta forma "pillada" entre la pelvis y la cabeza del bebé. También puede ocurrir cuando la presión de la cabeza del bebé sobre la cérvix no es uniforme.

Cuando esto ocurre se recomiendan varias alternativas:

No pujar—A veces es necesario aguantarse un poco las ganas de pujar (más fácil decirlo que hacerlo). En estos casos la parturienta puede aliviar las ganas de pujar, mirando hacia arriba, y exhalando como si estuviera soplando una vela.

Cambiar de posición—Las posiciones de manos y rodillas, echada para el frente, y acostada de lado son posiciones que ayuda a quitar la presión sobre la cérvix, como también ayuda a que el bebé se rote a una posición más favorable. En estos casos, se recomienda que se le cuestione al obstetra o partera hacía que lado se encuentra el labio cervical, de forma que la parturienta se posicione contrario a ese lado.

Hidroterapia en bañera o piscina de parto—Mientras que esto es factible en parto en casa, parto en centros de maternidad; no muchos hospitales cuentan con piscinas de parto. En caso de contar con piscina o bañera en el parto, la hidroterapia ayuda, ya que promueve la relajación, pero también la ingravidez o ligereza de estar en el agua quita la presión de la cabeza del bebé sobre la cérvix. En caso de que el hospital no cuente con bañera, pero si permite el uso de la ducha, la hidroterapia ayuda a la relajación y manejo del dolor, pero no a la ingravidez; pero también sirve de ayuda.

Reducir el labio cervical de forma manual—Esto solo lo puede hacer el obstetra o la partera; donde el labio cervical se mueve sobre la cabeza del bebé durante la contracción. Mientras que es una técnica dolorosa, es efectiva.

El uso de "fórceps"

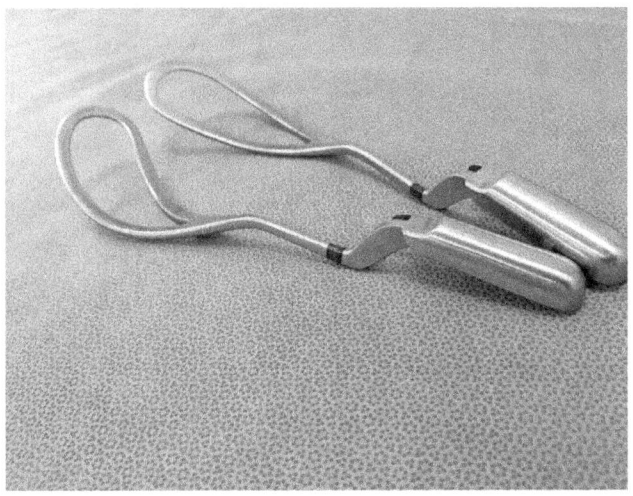

La forma más fácil de asociar a los fórceps es con dos cucharones, como los que se utilizan para servir la ensalada. Cuando se utilizan los fórceps, estos son introducidos uno a la vez dentro del cuerpo de la parturienta, y se colocan alrededor del cráneo del bebé. El médico tiende a halar con cada pujo coordinado de la parturienta. Muchas veces, el uso de fórceps ha sido sustituido por la cesárea. El fórceps era más utilizado en el tiempo de nuestras abuelas, donde se les daba tanto medicamento que las dejaba inconscientes a la hora de pujar.

Extracción por "vacum" o ventosa

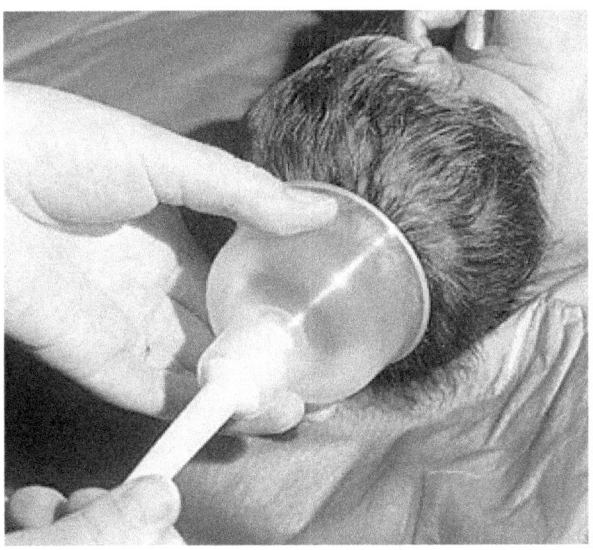

Esto es un equipo de succión (ya sea por maquina o manual) que se coloca en la cabeza del bebé y se succiona en conjunto con los pujos coordinados de la madre. Mientras que el vacum tiende a causar menos trauma a los tejidos de la madre, es todo lo contrario en el bebé.

La episiotomía

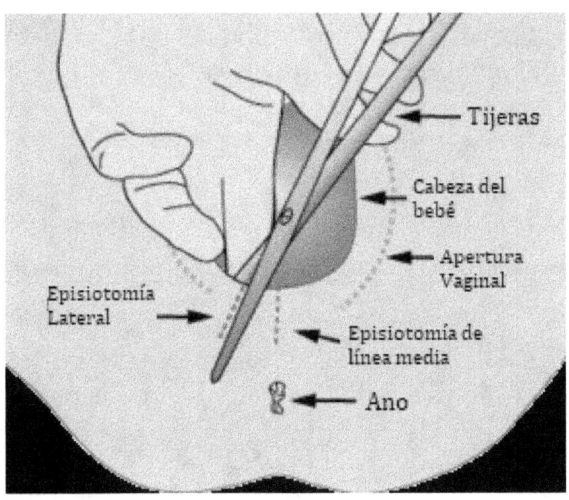

La episiotomía es una incisión quirúrgica que se hace en el área del perineo (área entre la vagina y el ano), en algunos casos, para prevenir un desgarre, y en otros, para hacer más espacio en la parte posterior de la vagina. Hay dos tipos de episiotomía; una donde el corte es desde el perineo hacia el ano (**episiotomía de línea media**), y la episiotomía donde el corte es diagonal, hacia el lado del perineo, lo cual previene que la incisión se extienda hacia el recto (**episiotomía medio lateral**). Estudios han demostrado que las episiotomías aumentan el riesgo de laceraciones tipo 3 y 4 grados en el perineo (las laceraciones se categorizan en grados que van del 1 al 4, siendo el grado 1 el más leve; y el grado 4 el más severo).

El Colegio Estadounidense de Obstetras y Ginecólogos (ACOG) afirma que no hay evidencia que apoye la practica rutinaria de la episiotomía. Sin embargo, en ciertas situaciones el obstetra o partera entienden que las episiotomías pueden ser necesarias en casos donde es necesario utilizar fórceps o vacum durante el parto; en casos donde hay distocia (se encajaron los hombros del bebé en la pelvis); y en casos donde el bebé muestra estrés fetal mientras está coronando (para disminuir la fase del pujo).

Entre los efectos secundarios de una episiotomía están:

- ❖ Riesgo de infección en el área
- ❖ Dolor
- ❖ Laceraciones en el perineo de tercer y cuarto grado
- ❖ Mayor tiempo de recuperación
- ❖ Molestia cuando se resumen las relaciones intimas

Se recomienda que para reducir el riesgo de episiotomía se practique una buena nutrición (la piel es más flexible cuando hay buena nutrición); se practiquen ejercicios para los músculos del suelo pélvico (**Kegel**); se practique el masaje perineal; y se utilice el masaje perineal junto con compresas tibias en el momento de parto.

NOTA: Aun cuando no se requiera una episiotomía durante el parto, es muy probable que ocurra algún tipo de laceración en la vagina o en el ano debido al parto.

El corte del cordón umbilical

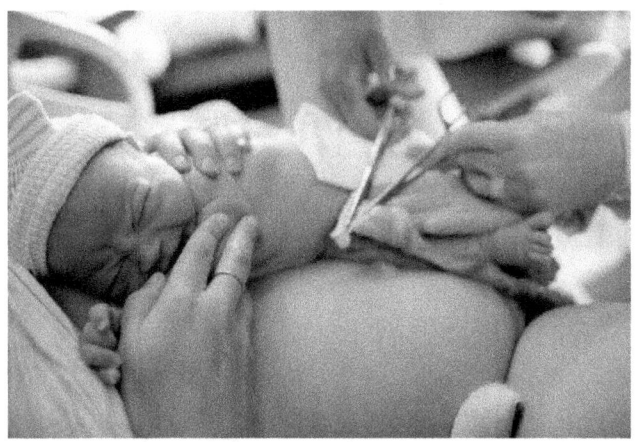

El cordón umbilical es la conexión entre el bebé y la placenta. El cordón umbilical está típicamente compuesto de dos arterias y una vena, cubiertas por una sustancia gelatinosa que se conoce como Gelatina de Wharton. La función mayor del cordón umbilical es el pasar anticuerpos, nutrientes y oxigeno de la gestante al bebé. El cordón umbilical se forma alrededor de la quinta semana de gestación, y llegará a medir entre 22 a 24 pulgadas de largo (8-9 centímetros).

El corte del cordón umbilical es un momento simbólico, el cual "rompe" el vínculo entre la vida uterina, y la vida extrauterina (fuera del útero). En el pasado, el cordón umbilical era pinchado y cortado inmediatamente luego del parto, aun antes del nacimiento de la placenta (todavía hay médicos que se resisten a seguir las nuevas recomendaciones en cuanto al corte del cordón umbilical). Sin embargo, estudios demostraron que el retrasar el corte del cordón umbilical traía beneficios, tales como:

- ❖ Aumento en los niveles de hemoglobina en el bebé
- ❖ Mejora las reservas de hierro en el bebé por los primeros meses de vida
- ❖ Mejor establecimiento en el volumen de glóbulos rojos
- ❖ Disminuye la necesidad de transfusión de sangre en los prematuros
- ❖ Menor incidencia de enterocolitis necrotizante y hemorragia intraventricular en prematuros

NOTA: El Estadounidense de Obstetras y Ginecólogos (ACOG) recomienda esperar al menos 30-60 segundos antes de pinchar el cordón umbilical; aunque hay estudios que recomiendan entre 3 minutos a media hora. Por otra parte, a veces no es permitido que la parturienta, la pareja u otra persona corte el cordón, en especial en partos por cesárea, o cuando es necesario cortar el cordón antes de que el bebé nazca. En casos del **parto Lotus**, el cual en nuestros países no es común, y prácticamente se limita a los partos en casa, no se corta el cordón, y se espera de forma natural que el cordón se separe de la placenta, en alrededor de 10 días luego del parto.

Tercera etapa de parto—Nacimiento de la placenta

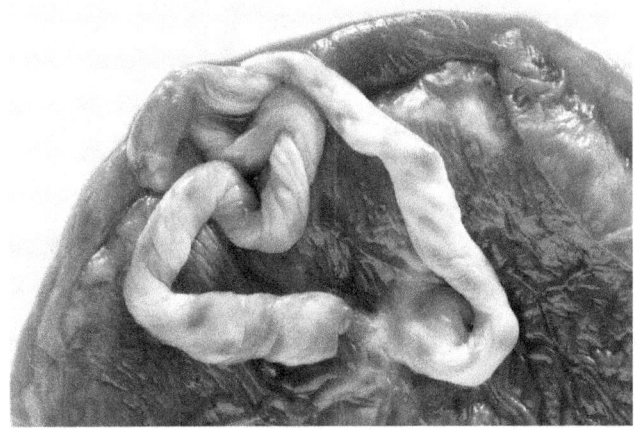

Ya en esta etapa se está enfocados en el bebé, y apenas notan que nació la placenta. Por lo general, la placenta "nace" sola. De haber la necesidad de pujarla (placentas grandes), es mucho más fácil y rápido que pujar a un bebé. De forma natural, le puede tomar a la placenta nacer hasta una hora luego del parto del bebé. Sin embargo, en muchos hospitales es común el uso de Pitocina para provocar que el nacimiento de la placenta solo tarde minutos.

La placenta nace más o menos entre 10 minutos a 30 minutos luego de un parto hospitalario (en la mayoría de los hospitales se utiliza Pitocina para acelerar el parto de la placenta). En caso de parto por cesárea, la placenta es removida luego de que nace el bebé de forma manual, antes de suturar el útero. Luego del parto el obstetra o la partera examinan la placenta, para así asegurarse de que la placenta se expulsó por completo; verificar la forma y consistencia; verificar si hay calcificaciones, entre otras cosas.

La placenta es un órgano que se forma desde el momento de la concepción, que toma el rol de producir todas las hormonas necesarias para sostener un embarazo saludable; proveerle nutrientes al bebé en desarrollo, y servir de "filtro" para eliminar los residuos.

En muchas culturas ven la importancia de este órgano, y le celebran hasta ceremonias, como por ejemplo:

El parto Lotus—En esta práctica, no se separa o lacera el cordón de la placenta, y se permite que el cordón se seque por si solo hasta que se caiga. Aunque no es muy común en nuestros países, algunos médicos y parteras no cortan o laceran el cordón inmediatamente, y permiten que el bebé esté "conectado" a la placenta, aun minutos u horas después que la placenta nace.

"Sembrar" la placenta—Muchas familias se llevan la placenta consigo (esto depende del hospital) y la "siembran", ya sea en un tiesto grande o en el suelo. Esto es simbólico a dedicarle la placenta al planeta, o a la tierra, o en honor al nuevo bebé. Un año después, se siembra un árbol o una planta en el lugar donde se sembró la placenta (se espera un año debido a que los nutrientes de la placenta no permiten que se desarrolle una planta).

Arte placentario—Muchas personas no desean llevarse consigo la placenta a casa; pero si prefieren poner pintura sobre la placenta, y hacer una impresión de esta. Usualmente este trabajo le toca a la pareja, acompañante o la doula.

Ingerir la placenta—Esta práctica se conoce como **placentofagia**, y se practica alrededor del mundo. En el internet existen hasta recetas para cocinar la placenta o beberla; como también hay personas que la ingieren cruda; también está la opción de encapsularla (deshidratarla y consumirla en forma de píldora). Se dice que consumir la placenta ayuda a prevenir la depresión posparto, a contraer el útero, a que la persona que parió no tenga deficiencia de hierro, entre otras (sin embargo, no se ha logrado comprobar en estudios). En la medicina China se considera la placenta como una gran fuente de vida, y se valora su valor medicinal, consumiéndose en forma deshidratada.

X. Complicaciones durante el trabajo de parto y parto

Complicaciones durante el trabajo de parto y parto

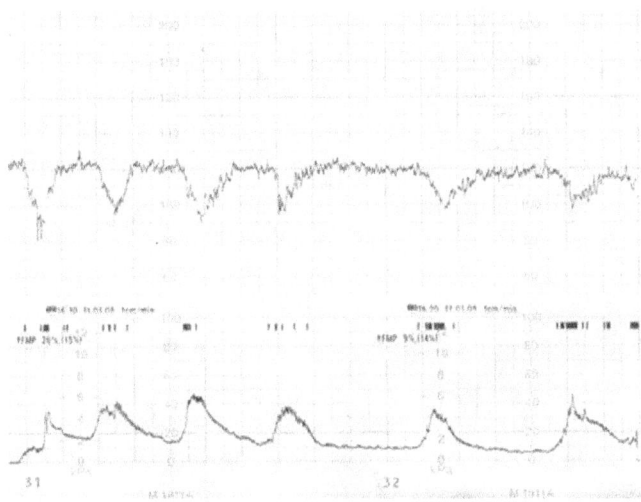

Mientras que las complicaciones de parto son relativamente raras, estas pueden ocurrirle a cualquier parturienta, como también como a cualquier obstetra o partera. Sin embargo, la mayoría de las complicaciones pueden ser identificadas y manejadas a tiempo y de forma apropiada, de forma que se asegure un parto seguro.

Hay veces que las cosas no salen como las planificamos, especialmente cuando surgen complicaciones. En muchos casos es necesario la intervención médica, que puede variar desde el uso de medicamentos, un procedimiento, o quizás hasta cirugía; todo con el fin de hacer un parto más fácil, menos complicado y seguro tanto para la parturienta como el bebé. Lo positivo es que un 98% de las posibles complicaciones en el parto se pueden predecir temprano en la gestación, como por ejemplo, la presión arterial, historial diabético, etc.

Entre las complicaciones más comunes en el trabajo de parto y parto están:

Parto prematuro—Se considera parto prematuro a un parto que comience entre la semana 20 y 37 de gestación. Se estima que alrededor de 1 en cada 10 partos es prematuro. Mientras más temprano ocurra el parto prematuro, mayores son los riesgos en el parto. Por esto, es de suma importancia hablar con su médico obstetra o partera sobre cuáles son las señales de alerta para un parto prematuro, y que se debe hacer si se notan esas señales.

Trabajo de parto o parto que no progresa—Las señales típicas de parto son o comenzar a tener contracciones regulares, o romper fuentes o aguas. Hay casos donde aun cuando se presenten estas señales, el parto no progresa (no hay cambio en la cérvix después de varias horas de parto). En estos casos, el médico o la partera puede considerar el uso de medicamentos para acelerar o aumentar el parto. Usualmente el parto no progresa por diferentes razones; por ejemplo, que la cabeza del bebé es demasiado grande como para hacer presión o pasar por la cérvix (desproporción cefalopélvica); la cérvix no dilata; las contracciones no son fuertes o son irregulares. En casos donde aun con intervención médica, el parto no progresa, entonces se considera el parto por cesárea.

Problemas con la placenta—La mayoría de los problemas con la placenta se pueden identificar durante la gestación, como la **placenta previa** (placenta que cubre parte o toda la cérvix). Durante el trabajo de parto o parto se pueden presentar problemas con la placenta, tales como placenta **abrupta** (placenta que se desprende de la pared uterina antes del parto); o **placenta accreta** (placenta que crece y se adhiere al revestimiento del útero).

NOTA: De estas situaciones con la placenta no atenderse a tiempo, esto puede causar hemorragia (pérdida de sangre severa), que pone en riesgo tanto a la parturienta como al bebé.

Problemas con el cordón umbilical—Hay casos donde el cordón se encuentra alrededor del cuello del bebé (**cordón nucal**); o el cordón sale por la vagina antes que el bebé (prolapso del cordón). Muchas parejas temen al nada más escuchar que el cordón está en el cuello del bebé. Sin embargo, en la mayoría de los casos esto no es peligroso, siempre y cuando no esté demasiado apretado, o que interfiera con que el bebé puede descender a través del canal vaginal. De presentarse una situación con el cordón umbilical que el obstetra o la partera no pueden corregir para asegurarse que haya un parto seguro, o el bebé muestra señales de estrés fetal, es probable que sea necesario el parto por cesárea.

Desgarre del perineo—El perineo es el área entre la vagina y el ano. En algunos partos el área de la región del perineo y la vagina se puede desgarrar. La severidad del desgarre se categoriza según la gravedad de este (desgarre tipo 1 es menos severo; desgarre tipo 4 es severo). Hay casos donde el desgarre es extenso, y se necesita reparar tomando suturas o puntos. En algunos casos el obstetra o la partera puede decidir hacer una **episiotomía** (corque quirúrgico en el área del perineo) para prevenir un desgarre. Hay que tener en cuenta que el Colegio Americano de Ginecología y Obstetricia (ACOG) no apoya el practicar la episiotomía de rutina; y solo recomienda este procedimiento cuando es estrictamente necesario. Tanto el desgarre como la episiotomía necesitan tiempo para sanar.

Problemas de sangrado—En algunos casos el sangrado posparto es excesivo, lo que se considera como hemorragia posparto. La hemorragia posparto es más común en embarazos múltiples, personas multíparas, personas con preeclampsia, anemia o con problemas de placenta, parto prolongado o los partos inducidos. Luego del parto (sea parto vaginal o cesárea) la persona permanece en sala de parto o sala de recuperación, acompañada de una o varias enfermeras, que estarán verificando el sangrado posparto (entre otras cosas) por un periodo de tiempo. Si el sangrado es excesivo, se puede proceder a "masajear" el útero, o al uso de medicamentos para parar el sangrado. Si estas medidas no funcionan, es probable que la persona tenga que ser llevada a cirugía o a remover la placenta o remover el revestimiento uterino; o en casos extremos donde no se puede parar el sangrado, proceder a una **histerectomía** (remoción del útero).

Estrés fetal—El estrés fetal puede ocurrir por diferentes circunstancias que van desde problemas con el cordón umbilical, problemas con medicamentos utilizados durante el parto, infecciones, entre otros. En casos donde hay estrés fetal, pero el bebé está a punto de nacer, el médico o la partera puede hacer el u so de fórceps o la ventosa, para ayudar al bebé a nacer. Sin embargo, en otros casos es probable que sea necesario el parto por cesárea.

El parto podromal

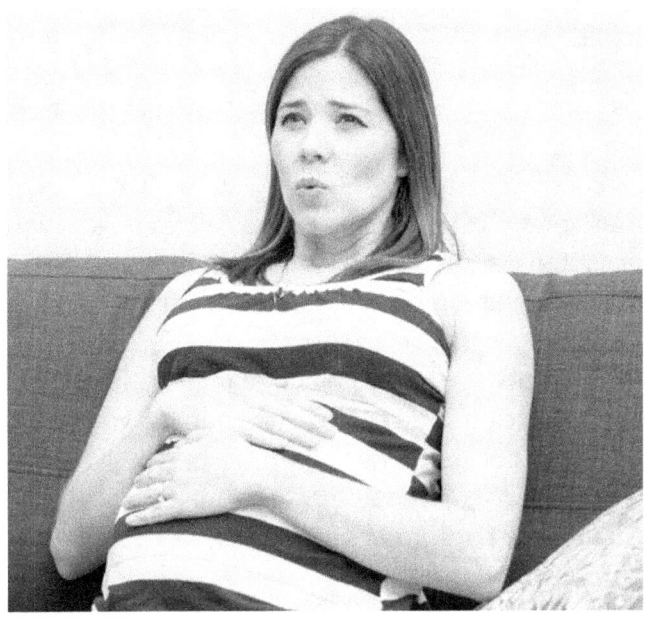

El parto podromal es un término que muchos obstetras y parteras utilizan para describir el **parto falso** o contracciones de práctica, que ocurren antes de que el parto se vuelva activo. El termino de parto podromal también se utiliza para diferenciar entre las contracciones de **Braxton Hicks** (que son menos dolorosas y consistentes). La palabra podromal significa que es precursora al parto. Mientras que las contracciones del parto podromal son bien parecidas a las de parto (son dolorosas y prolongadas), estas no son suficientemente fuertes para que la cérvix se borre y se dilate.   El parto podromal se puede presentar hasta semanas antes del día de parto. Hay que tener claro que no todas las personas van a experimentar el parto podromal.

Mientras que las contracciones de parto podromal pueden ser confusas, una forma de identificar el parto podromal es:

❖ Las contracciones son regulares (5-10 minutos entre una y otra), pero no se acercan.
❖ Las contracciones son intensas y dolorosas.
❖ Si las contracciones son regulares, estas no se vuelven más intensas.
❖ No se ha roto fuentes (aguas) ni se está manchando ("pink show" o "bloody show").
❖ Aun cuando las contracciones sean más intensas que las contracciones de parto, estas paran y vuelven a comenzar por periodos de horas.
❖ Tomar un vaso grande de agua o una ducha usualmente hace que las contracciones paren.

NOTA: El que el parto podromal se considere un parto falso, esto no quiere decir que no sea molestoso (las contracciones pueden ser tan intensas como las de parto activo); y si estamos hablando que la persona puede experimentar contracciones de parto podromal desde días, hasta semanas, es normal que la gestante o parturienta este agotada, y en necesidad de descanso. Entre las estrategias del parto podromal están el mantenerse hidratada; ingerir comidas pequeñas frecuentemente; descansar; irse de paseo en un lugar que brinde calma; escuchar música de relajación; ver películas (distracción). Algo bueno del parto podromal es que, cuando la persona se va de parto, el parto suele ser mucho más manejable y rápido.

Cómo manejar el parto "de espalda"

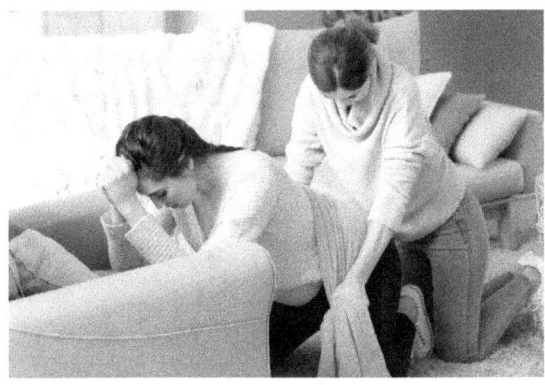

El parto de "espalda" es el tipo de parto que en lugar de sentir la presión y el dolor en el útero (en los ligamentos, en la cérvix y hasta en los muslos) el dolor y la presión tiende a concentrarse en la espalda. Este tipo de molestia tiende a ocurrir en un 25% de los partos. La causa más frecuente es la posición del bebé—**occipital posterior**—donde el bebé mira hacia arriba, hacia el hueso púbico, con su cráneo haciendo presión sobre nuestra espina dorsal. Algunos remedios y trucos para aliviar y mejorar la situación lo son:

- ❖ Masajes de contrapresión en el área del sacro
- ❖ Compresas calientes en el área
- ❖ La posición de manos y rodillas—le da espacio al bebé a rotarse
- ❖ Movimientos pélvicos
- ❖ ¡¡¡Evitar acostarse de espalda!!!
- ❖ Hay muchos bebés que nacen mirando hacia arriba sin ningún problema

El parto lento o que no progresa

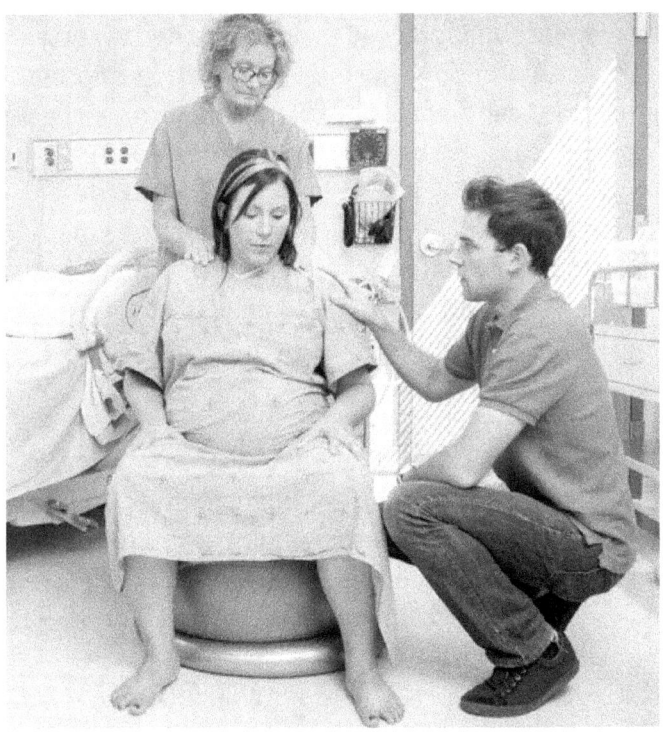

Mientras que una de las mayores preocupaciones sobre el parto es no llegar al hospital a tiempo (lo cual no es común); rara vez las personas se preparan para un parto lento, que no progresa. Esto ocurre debido a las falsas expectativas que tenemos del parto, en especial por lo que vemos en películas y programas televisivos, donde se aparenta que los partos son relativamente rápidos. Sin embargo, estudios han demostrado que en esta generación los partos suelen tomar mucho más tiempo que en generaciones anteriores, lo cual puede estar relacionado con un estilo de vida sedentario en estas generaciones.

También es importante educar a las gestantes sobre cuando es el momento apropiado para irse al hospital o centro de maternidad; ya que la mayoría de las gestantes se están presentando al hospital demasiado temprano. Antes de los 4 centímetros de dilatación, es mejor quedarse en casa. Se ha encontrado que aquellas personas que llegan antes de los 4 centímetros de dilatación al hospital tienen más intervenciones médicas, y tienen más posibilidades de que el parto termine en parto por cesárea por **falta de progreso en el parto.**

NOTA: Muchas veces, el acelerar o aumentar el parto, y forzar a que el parto vaya más rápido, lo que puede es causar problemas, como por ejemplo, estrés fetal cuando se utiliza la Pitocina para acelerar o aumentar el parto. La decisión de acelerar o aumentar el parto debe ser una decisión informada entre la pareja parturienta y el obstetra o la partera. No debe ser una decisión hecha a la ligera, y se le debe brindar tiempo a la parturienta a que tome una decisión informada.

Intervenciones médicas para acelerar o aumentar un parto que no progresa

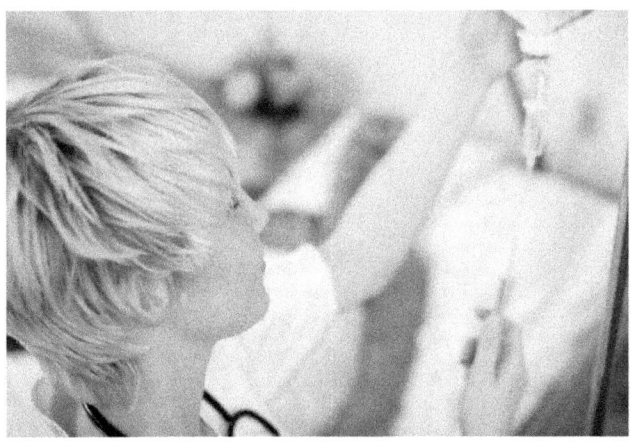

Es recomendable evitar intervenciones médicas, ya que usualmente estas provocan una "cascada", por así decirlo" de otras intervenciones. Pero hay situaciones donde las intervenciones médicas son la mejor o única manera de intervenir cuando el parto esta lento o no progresa. Entre las intervenciones médicas para un parto lento o que no progresa están:

- ❖ Amniotomía (romper fuentes o aguas de forma artificial)
- ❖ Uso de Pitocina
- ❖ Uso de medicamentos para el manejo del dolor (narcóticos o anestesia epidural)

Cómo acelerar o aumentar de forma natural un parto que no progresa

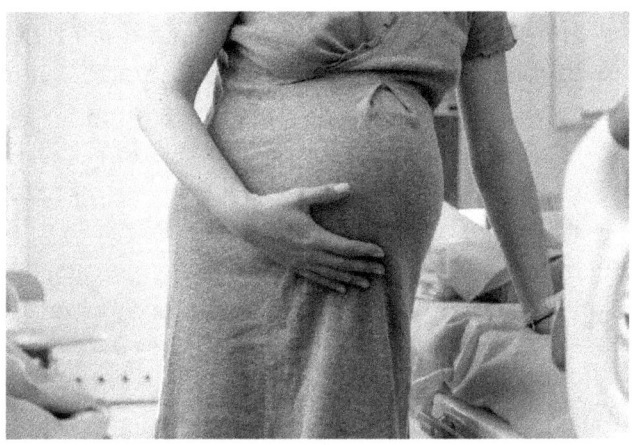

Cuando el parto es lento, o no progresa (hay poco o ningún cambio entre un examen pélvico a otro durante el trabajo de parto), esto a su vez aumenta la necesidad de intervención médica. Sin embargo, si no hay ninguna complicación, se puede intentar primero tecnicas "naturales" antes de la necesidad de intervención médica, tales como:

Cambiar de posición—El cambiar de posición facilita a que el bebé encuentre una mejor posición para descender por la pelvis. Durante el trabajo de parto se puede estar parada, sentada en una bola de parto, sentada en una silla o sillón de mecer, acostarse del lado izquierdo con un cojín o una bola entre las piernas (puede ser la bola en forma de maní). En las posiciones paradas o sentadas se le añaden los movimientos, desde caminar, echarse hacia el frente o mirar hacia arriba durante la contracción, mover las caderas de lado a lado, o de al frente hacia atrás, o en círculos a favor de las manos del reloj.

Posición parada—Entre los mayores beneficios de estar parada durante el trabajo de parto lo es la gravedad, la que ayuda a poner presión sobre la pelvis, y a su vez ayuda a que el bebé descienda. Aparte de estar parada, se le añaden los movimientos en esta posición, desde caminar, echarse hacia el frente o mirar hacia arriba durante la contracción, mover las caderas de lado a lado, o de al frente hacia atrás, o en círculos a favor de las manos del reloj. Por lo general las parturientas que se paran y se mueven durante el trabajo de parto, tienen partos más cortos, menos dolor, y reciben menos intervenciones médicas.

Estimulación de los pezones—Esto hace que el cuerpo de la parturienta libere oxitocina, lo que hace que las contracciones sean más regulares. Esto lo puede hacer la misma parturienta, o su pareja con las manos (algunas utilizan la bomba de extracción, pero a veces esto lastima el tejido, ya que la succión es mayormente negativa). También funciona irse a la ducha, y dejar correr el agua tibia sobre los pechos.

Estrés fetal

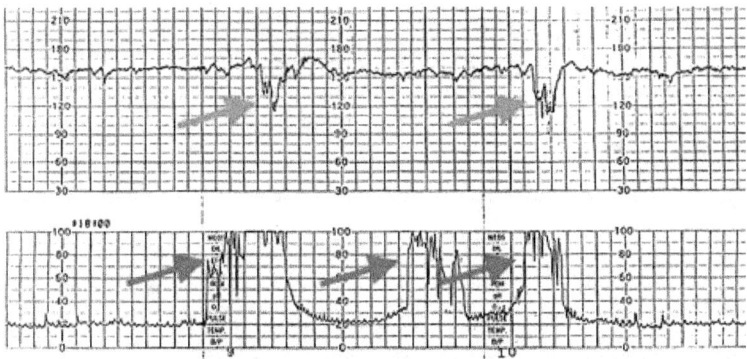

Nos referimos a estrés fetal a cuando la salud del bebé en útero está comprometida, ya sea durante el trabajo de parto o parto. El termino medico correcto a estrés fetal es "estado fetal no tranquilizador". El estrés fetal puede ocurrir por varias razones, desde anomalías en el feto, reacciones a medicamentos, el trabajo de parto o el parto causa estrés en el bebé, complicaciones durante el parto, entre otras. Las señales de estrés fetal son las siguientes:

- ❖ Menos movimiento del bebé
- ❖ Frecuencia cardiaca del bebé no-normal (muy rápida, muy lenta o irregular)
- ❖ Meconio en el líquido amniótico

Las causas para estrés fetal pueden sen indicio de alguna condición, ya sea fetal, maternal u obstétrica, tales como:

- Anemia en la gestante/parturienta
- Diabetes en la gestante/parturienta
- Infección
- Retraso en el crecimiento intrauterino (deficiencia en el crecimiento del bebé)
- Enfermedad cardiovascular en la gestante/parturienta
- Oligohidramnios (poco líquido amniótico)
- Placenta abrupta (la placenta se separa de la pared uterina)
- Hipertensión en la gestante/parturienta
- Embarazos que pasan de 42 semanas de gestación

El uso del monitor fetal continuo suele ser parte de la política de prácticamente todos los hospitales (aunque su uso se ha recomendado más bien a embarazos de alto riesgo), ya que lo utilizan para monitorear o reconocer:

- Contracciones
- Perlesía cerebral
- Hipoxia—que el feto no está recibiendo suficiente oxigeno
- Morbilidad y mortalidad fetal

NOTA: Si se detectan señales de estrés fetal antes del parto, se recomienda hacer un perfil biofísico del bebé; el cual consiste en un ultrasonido que monitorea el ritmo cardiaco del bebé, su tono muscular, sus movimientos, su "respiración" (de líquido amniótico), y la cantidad de líquido amniótico. También se hace la prueba sin estrés, donde se le coloca a la gestante las correas, para así monitorear las aceleraciones y deceleraciones cardiacas del bebé cuando no hay contracciones, como también se pueden ver si hay algunas contracciones presentes. Por último, la prueba de estrés con contracciones se hace ya en el hospital, sea que la persona esté teniendo contracciones de parto, o se le suministra Pitocina a través de un suero intravenosos, para así monitorear como responde el bebé a las contracciones.

Parto por cesárea

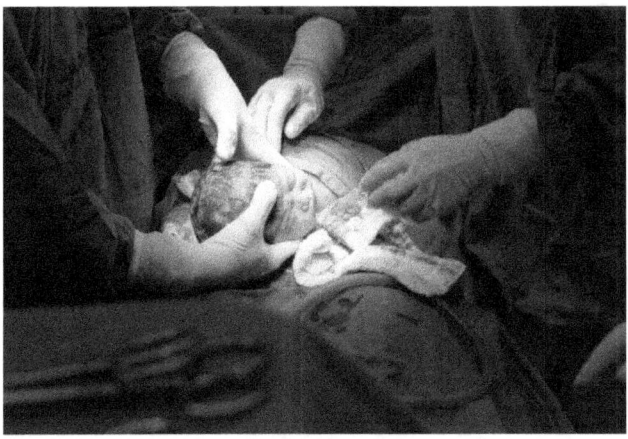

El parto por cesárea es una cirugía abdominal mayor, donde se hace una incisión en el abdomen y útero, para permitir que el bebé nazca de forma segura, en aquellos casos donde el parto vaginal no se considera la manera más segura para nacer. Se estima que en los Estados Unidos se practican 1.3 millones de partos por cesárea anualmente. Aunque hay situaciones donde las cesáreas son programadas (se planifican antes de que comience el parto); sin embargo, la mayoría de las cesáreas, en especial las de gestantes primerizas, usualmente se deciden en el momento del parto.

Existen diferentes razones para que el parto sea por cesárea:

- **Placenta previa**—Parte de la placenta cubre la salida de la cérvix
- **Bebé de nalgas**—El bebé viene en presentación de nalgas o de pies
- **Estrés fetal**—Cuando el bebé no tolera el trabajo de parto o parto, o se presenta una complicación durante el trabajo de parto o parto
- **Embarazos múltiples** (triples, cuádruples, quíntuples, etc.)
- **Complicaciones maternales o fetales**

Entre los riesgos para la persona que pare por cesárea están el riego de infección, problemas de coágulos, lesión al tracto urinario, riesgo de hemorragia, riesgo de histerectomía (perder el útero), riesgo de mortalidad. También hay riesgos con futuros embarazos, tales como el riesgo de ruptura uterina (donde la cicatriz de la cesárea se puede abrir durante la gestación o durante el trabajo de parto); riesgo de placenta previa; riesgo de histerectomía; riesgo de placenta creta (placenta que se adhiere a través de la pared uterina); riesgo de placenta abrupta (que la placenta se separe de la pared uterina); riesgo de problemas de fertilidad; riesgo de aborto espontaneo; riesgo de muerte fetal; riesgo de no poder intentar un parto vaginal (por políticas hospitalarias).

También existen riesgos para el bebé, que incluyen mayor posibilidad de dificultades respiratorias; mayor riesgo de ser transferido a la unidad de intensivo neonatal (NICU); mayor riesgo de prematuridad iatrogénica (el bebé nace prematuro debido al mal cálculo de fecha); ser cortado o lacerado durante la cirugía.

Tipos de incisiones en una cesárea:

Incisión transversa—se hace la incisión en la parte baja del vientre, justo encima de la línea de bikini. Se hace en esta área debido a que ayuda a que el útero se recupere mucho más rápido, y se pierde menos sangre.

Incisión clásica—este tipo de incisión ya casi no se hace. La incisión corre verticalmente de arriba hacia abajo del vientre. Por lo general se hace cuando la placenta esta por delante. Con esta incisión hay más pérdida de sangre y la recuperación del útero es más lenta. Aparte de que aumenta la predisposición de ruptura uterina en los próximos embarazos.

Procedimiento de la cesárea:

- ❖ Una vez la gestante o la parturienta es admitida al hospital (ya sea para una cesárea programada, o para parto), a esta se le hacen unas pruebas rutinarias de sangre
- ❖ Se administra un suero, y se le toma información médica.
- ❖ Se le da a la gestante o parturienta medicamentos que ayudan a neutralizar el ácido en el estómago.
- ❖ Se procede a recortar (no rasurar) el vello púbico.
- ❖ Se le administra la anestesia espinal o epidural (en ciertos casos se da anestesia general).
- ❖ Se frota el abdomen y se preparan los instrumentos de cirugía.
- ❖ Se colocan "cortinas" que previenen que la persona pueda ver la cirugía (en cesáreas humanizadas el obstetra permite que la persona pueda ver el nacimiento de su bebé por cesárea).
- ❖ En algunos casos se amarran los brazos (o uno de los brazos) de la parturienta a la camilla.
- ❖ La cirugía comienza una vez el obstetra se asegura de que no hay sensibilidad en el área donde se hará la incisión.
- ❖ El corte de la cesárea usualmente es de unas 4 pulgadas (unos 10 centímetros); y se hace justo sobre la línea de vello púbico.
- ❖ Se procederá a separar y diseccionar diferentes capas que incluyen la piel, el musculo, la fascia (grasas), el peritoneo, el útero y el saco amniótico (esta parte de la cirugía tarda entre 5 a 10 minutos).

- ❖ En muchos casos se encuentran dos médicos obstetras o un asistente de sala de operaciones, que se dedica a asegurarse de que se proteja la vejiga, y cauteriza los vasos sanguíneos mientras el otro médico proceso con la cirugía, para evitar pérdida de sangre.
- ❖ La parturienta va a sentir presión y halones mientras extraen al bebé del útero (es muy común que esto le cause nauseas o vómitos a la parturienta).
- ❖ Aquellos hospitales que apoyan el parto humanizado permiten el contacto piel con piel luego de la cesárea; y no separan a la persona que parió de su bebé.
- ❖ La placenta se remueve de forma manual.
- ❖ Se limpia e inspecciona el útero; y se procede a reparar las capas que fueron separadas y diseccionadas (esta parte toma más tiempo que la primera parte).
- ❖ La sutura de la cesárea se puede hacer con material de suturar, pega, o grapas, según la preferencia del médico.
- ❖ Por lo general una cesárea dura, de comienzo a fin, unos 45 minutos.
- ❖ Se pasa a la persona que parió a sala de recuperación.

Luego de la cesárea, se pasa a la persona a recuperarse en un área específica del hospital llamada Sala de Recuperación. Es muy común que en esta sala haya otras personas también recuperándose de algún tipo de cirugía. Por esto algunos hospitales no permiten acompañamiento en estas salas (aunque hay hospitales que sí). Ya una vez la persona está estable, se le pasa a su habitación en el piso de maternidad (donde sí puede tener acompañamiento). Muchos hospitales utilizan hoy en día unas botas o medias especiales, que en muchos casos se utilizan desde sala de operaciones, que ayudan a prevenir que se formen coágulos en las piernas, por la inactividad.

Ya al otro día luego de la cirugía (a veces tan rápido como 12 horas posparto) el personal de enfermería ayuda a la persona a pararse y moverse, para así comience el proceso de recuperación luego de la cesárea. El pararse, moverse y caminar, ayuda a sanar y recuperarse de la cesárea, como también previene complicaciones de coagulación.

En las primeras 24 horas de recuperación, se le ofrece a la persona medicamentos narcóticos inyectables para el manejo del dolor. Ya al segundo día le cambian los medicamentos, a medicamentos narcóticos orales (aunque a muchas personas les va mejor con medicamentos analgésicos sin prescripción médica, como acetaminofén). Debido a que el parto por cesárea es una cirugía abdominal mayor, la recuperación toma mucho más que cuando el parto es vaginal. Usualmente la estadía en el hospital luego de una cesárea es alrededor de tres días y dos noches. Antes del alta se debe hablar con el medico sobre cómo cuidar de la incisión; que es normal; y que son señales de infección.

NOTA: Con un 60% de los partos en algunos hospitales siendo por cesárea, es importante que toda gestante conozca en qué consiste el procedimiento. Este número alarmante es debido mayor parte por el miedo a demandas por parte de los obstetras. También se puede incluir esta alza en cesáreas a el uso de anestesia epidural, como también al alto número de partos inducidos. Por otra parte, la Organización Mundial de la Salud recomienda que se disminuya la incidencia de cesáreas a un 15%.

Control del dolor luego de una cesárea

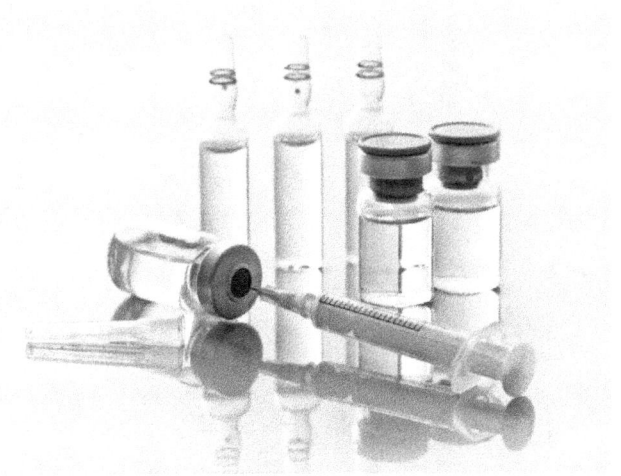

Por lo general, se recomiendan analgésicos por medio de inyecciones intramusculares durante las primeras 16 a 24 horas luego del parto. Las dosis de narcóticos por lo general se administran cada cuatro horas. Luego de estas 24 horas, tienes la alternativa de utilizar analgésicos orales.

El mejor remedio luego de una cesárea es camina; ya que ayuda a recuperarse más rápido, y que el área no se encona. En esa primera caminata se recomienda que se coloque una almohada sobre la incisión. Aunque da la sensación de que se va a abrir la incisión, por lo general las suturas internas como externas mantienen todo en su sitio. Se recomienda evitar inclinarse hacia el frente; y tratar de caminar erguida. Es preferible que la primera vez que se levante y camine lo hagas con la ayuda del personal de enfermería.

Recuperación emocional luego de una cesárea

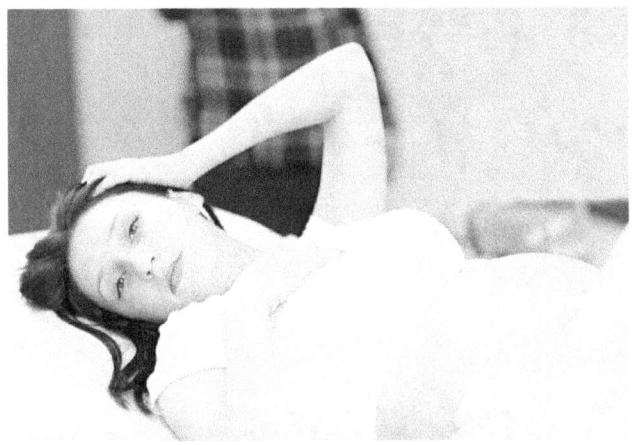

Es normal sentirse triste luego de una cesárea. No está mal el permitirse sentir esta emoción y pena. A veces el sentimiento es similar al de haber perdido un ser querido. Uno planifica que el parto sea de cierta forma, visualizando durante todo el embarazo como va a ser; y es normal sentirse triste por la pérdida de este sueño. Es normal que hasta se sientan celos de familiares y amigos que han parido vaginalmente.

Es bueno que durante esta etapa te eduques, leas libros que toquen el tema de la cesárea; del parto vaginal luego de una cesárea (VBAC); al igual que libros acerca del parto natural. En el Internet hay grupos diseñados para personas que han parido por medio de cesárea. También se puede buscar apoyo dentro de la comunidad (a través del médico, partera, grupo para criadores, educadora prenatal, etc.).

XI. Cuarta etapa de parto—El posparto

Cuarta etapa de parto—El posparto

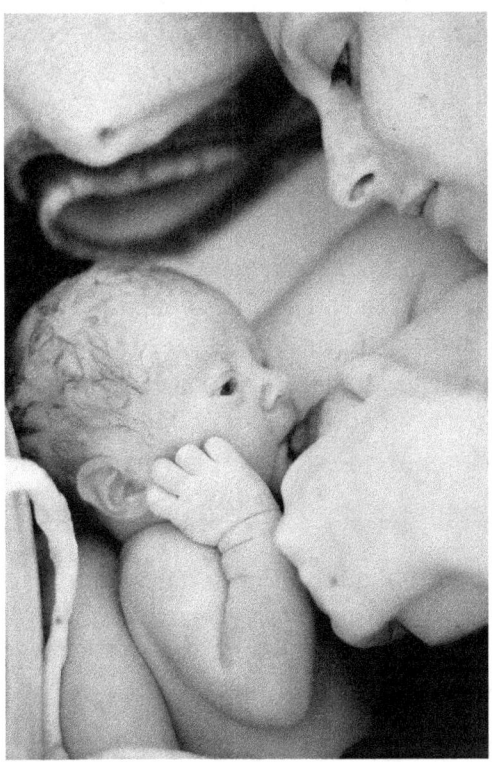

Se le llama al posparto la cuarta etapa de parto, ya que el cuerpo de la "parturienta" y ahora "recién parida" va a atravesar muchos cambios luego de que el bebé nace; tanto cambios físicos, emocionales, y familiares. En esta etapa le recomendamos mucho apoyo de la pareja, de la familia cercana, y de amistades. Los grupos de apoyo para nuevos criadores también son excelentes en esta nueva etapa. También le recomendamos empoderarse de la crianza, leer muchos libros y artículos de posparto y de crianza, y sobre todo, poner las sugerencias en práctica. Esta etapa pasará muy rápido; así que disfruten cada momento.

Erróneamente se piensa que mágicamente todo volverá a ser como antes, luego del nacimiento del bebé (incluyendo la figura). Sin embargo, para la mayoría, esto no ocurrirá por varios meses. Por ejemplo, si tomó 9 meses en ganar todo el peso durante la gestación, por lo general tomará el mismo tiempo en llegar al tamaño de antes (aunque nunca con las mismas medidas).

Luego del parto la recién parida puede notar que está más sensitiva al calor; y quizás se la pase sudando. Esto es normal. Por lo general es debido al cambio hormonal en el posparto; acompañado del cuerpo liberándose de los fluidos adicionales que se acumulan en el cuerpo durante la gestación.

También es normal que se sienta dolor en todo el cuerpo; especialmente en los brazos y piernas, como si se hubiese corrido un maratón. De igual forma, puede que la recién parida sienta su espalda lastimada; en especial, si se tuvo anestesia espinal o epidural, o si el parto fue de "espalda".

Durante las primeras semanas luego del nacimiento del bebé, es normal que la recién parida se sienta bastante cansada. Es por eso por lo que se recomienda que se descanse cuando el bebé este durmiendo. Mientras que toda la atención estará enfocada en el bebé, es sumamente importante que también se cuide a la recién parida.

Dependiendo de cómo fue el trabajo de parto y parto, así será su periodo de recuperación posparto. Si se tuvo un parto vaginal, por lo general la recuperación será mucho más rápida que si el parto fue por cesárea. Se recomienda hablar medico obstetra o partera, para ver qué actividades se pueden o no hacer durante esta etapa posparto.

No importa cuál es el plan para la recuperación posparto, es importante que la recién parida descanse siempre que le sea posible, como también alimentarse bien. En las próximas semanas la pareja recién parida se irá conociendo cada vez más y más; y poco a poco irán desarrollando una rutina juntos. Hay que tener en cuenta que la crianza es un proceso de aprendizaje. Alentamos a las familias a que lacten a su bebé; y que participen de los grupos de apoyo y talleres de crianza.

Manejo del dolor posparto

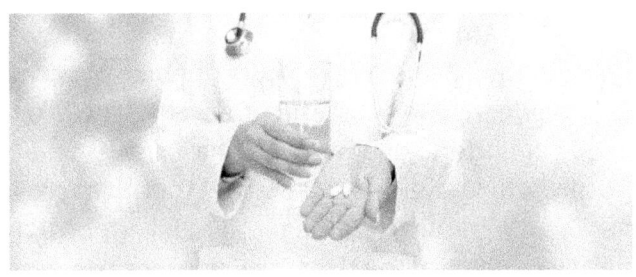

Algo que muchas desconocen es que el cuerpo termina adolorido luego del parto (como el área pélvica, la vulva, el perineo, el ano, los brazos, las piernas, la espalda, etc.). La persona en el posparto se siente literalmente como si hubiera corrido un maratón.

Sensibilidad en el área de la vulva, vagina, ano y perineo—El área desde la vulva hasta el recto queda sensible, ya que toda esta área se expandió para permitir el nacimiento del bebé (y se lastima o lacera mucho más si hubo intervenciones en el parto como episiotomía, puntos de sutura, uso de fórceps o ventosa); y durante el posparto temprano se está recuperando. El tejido de esta área suele inflamarse. Las compresas frías y los baños de sentadilla suelen ser de gran ayuda. Se pueden utilizar productos específicos para este propósito; como también el medico puede prescribir medicamentos, dependiendo del dolor.

Entuertos—Estas son contracciones posparto que se experimentan mientras el útero va volviendo a su tamaño de antes de la gestación. Estas suelen ocurrir en los primeros días posparto (en especial si se lacta), y pueden ser molestosas. Suelen durar hasta la sexta semana posparto. Se pueden manejar los entuertos con compresas calientes, y con medicamentos sin prescripción, como el acetaminofén.

Dolor de cabeza—Estos suelen ocurrir debido al uso de la anestesia epidural, o la anestesia espinal, debido a la fuga de líquido cefalorraquídeo (de la espina dorsal). Se puede evitar o aliviar si la persona se acuesta y permaneces completamente hacia arriba los primeros días pospartos. También se puede tratar en casos severos, tomando un refresco cafeína (Coca-Cola original) o un parche de sangre (se extrae sangre de la persona, y se coloca la sangre en el área donde hay una fuga de líquido cefalorraquídeo).

Dolor en los pechos—Una vez "llega la leche", los pechos se pueden sentir llenos, calientes, y adoloridos (no les sucede a todas). La mejor solución es dar el pecho; alternar entre compresas frías y tibias; y extraerse un poco la leche si el bebé tiene dificultad para agarrarse al pecho, o para aliviar la incomodidad.

Sangrado posparto

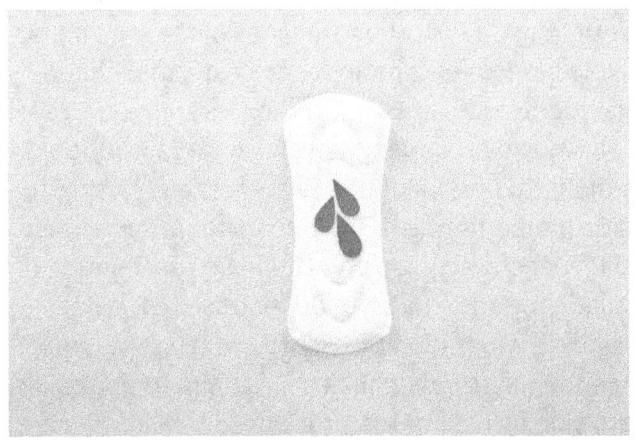

Ya sea parto vaginal o parto por cesárea, todas las personas que paren sangran luego del parto. La causa del sangrado posparto proviene del área donde la placenta estuvo adherida durante la gestación. En el posparto, el útero se contrae levemente, hasta que vuelve a su estado "natural" previo al embarazo (proceso de involución), y esto también ocasiona que la sangre se libere de la "herida" que dejó la placenta en la pared uterina.

El sangrado posparto se conoce como **loqueo**, el cual incluye parte de la placenta y glóbulos blancos. Los primeros tres días posparto, el sangrado es mucho más abundante que la menstruación; como también hay muchos coágulos. Es común que salga mucha sangre cuando se cambia de posición de acostada a parada; ya que cuando se está acostada, se acumula sangre dentro de la vagina.

Luego del tercer día posparto, el sangrado se vuelve más parecido al sangrado de la menstruación; y luego va a ocurrir un manchado, que va desde rojo, a marrón, a amarillo a blanco (el cambio de color del manchado cambia mientras el útero se va recuperando). Durante el posparto, no se recomienda ni el uso de tampones ni de copas menstruales, ya que esto aumenta el riesgo de infección, como también, pueden irritar la vagina, en especial, luego de un parto vaginal. Se recomienda el uso de toallas sanitarias, ya sean de maternidad, o de absorción de sangrado abundante. Muchas personas recomiendan el uso de pañales de adulto, o de toallas sanitarias de incontinencia urinaria.

NOTA: Mientras que el sangrado abundante se considera "normal' en los primeros días posparto; si la toalla sanitaria se empapa de sangre en menos de una hora, se debe llamar de inmediato al obstetra o partera, ya que esto puede ser señal de **hemorragia posparto**; como también puede ser señal de retención de placenta. Otras señales que hay que estar pendiente en el posparto seria que el sangrado aumente, fiebre, fatiga, mal olor, coágulos del tamaño de una pelota de ping-pong.

Dolor en el perineo

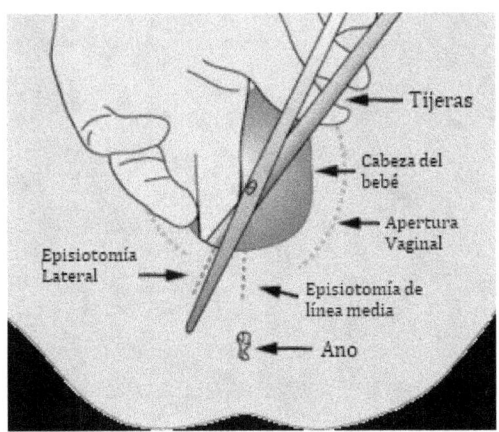

Ya sea que se haya practicado una episiotomía o no; o se hayas desgarrado o no; siempre hay dolor en el área del perineo luego del parto. Una forma de ayudar a que el área se recupere lo es hacer los **ejercicios de Kegel**. Este tipo de ejercicio hace que fluya más sangre al área, ayudando a que esta se recupere más rápidamente. En caso de que hayan tomado puntos de sutura en el área, el médico puede prescribir algunos medicamentos para el alivio el dolor. Por lo general los puntos de sutura se disuelven por sí solos.

A algunas recién paridas le funcionan los baños de sentadera (pueden ser medicados o de productos naturales); dejar que el área respire (pasar un tiempo al día sin colocarse la toalla sanitaria ni la ropa interior); terapia de calor (pude ser un pad caliente, o con el secador de mano); terapia de frío (vienen toallas sanitarias con una gelatina fría ya dentro de ellas, lo cual es bien útil en los primeros días posparto, cuando hay hinchazón); y medicamentos como los Tucks, agua maravilla, etc.

Emociones y sentimientos en la etapa posparto

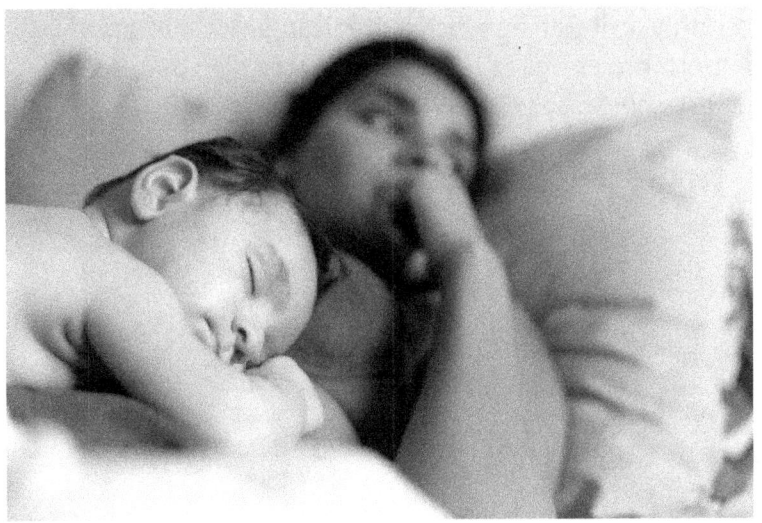

El posparto es un momento de grandes cambios, tanto físicos como emocionales. Por lo general, entre las primeras 48 a 72 horas le da a la recién parida lo que se conoce como "baby blues" o **melancolía posparto**. Esta etapa se puede reconocer porque la recién parida llora por cualquier cosa; se irrita y se molesta con facilidad; está exhausta, tensas, nerviosas, ansiosas; y hasta puede que no está durmiendo bien. Los "baby blues" pueden durar hasta por dos semanas.

Sin embargo, los "baby blues" se pueden agravar en síntomas peores, como pánico, desordenes mánicos, desordenes compulsivos-obsesivos, pensamientos repetitivos, entre otros. Esto se conoce como la **depresión posparto**. Lo importante es que si la recién parida muestra cualquiera de los síntomas de depresión que mencionamos arriba; o los síntomas de melancolía duran más de dos semanas; es importante que se busque ayuda con un profesional médico. Algunas recién paridas se recuperan con el apoyo médico y el de un grupo de apoyo; otras necesitaran en adición medicamentos y terapia. Lo importante es que la recién parida esté bien para cuidar de este nuevo ser en su vida.

Estadía en el hospital

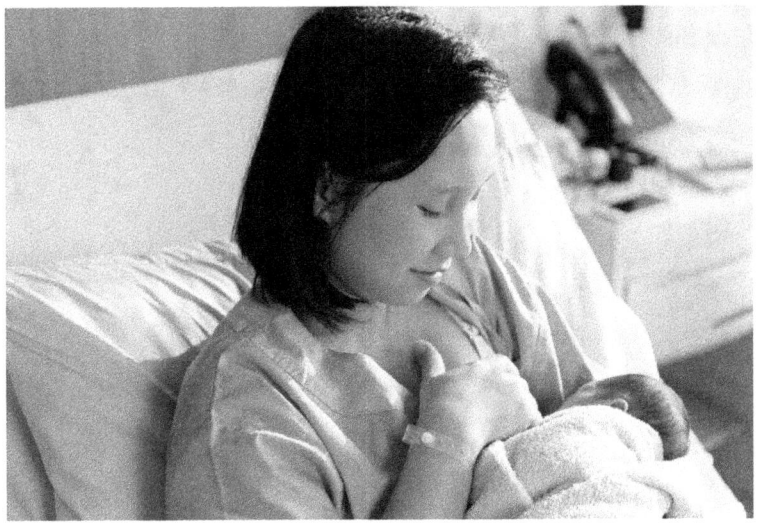

La estadía en el hospital varía según la política de cada hospital; pero consiste entre 24 a 48 horas para parto vaginal; y 48 a 72 horas para un parto por cesárea. También hay centros de maternidad, como hospitales que permiten que la estadía sea tan corta, entre 8 a 12 horas, en partos donde no hubo ninguna complicación. Lo importante es que el momento de alta cubra las necesidades de la persona recién parida y de su bebé.

Muchas personas deciden darse de alta temprano debido a que la política del hospital o centro de maternidad conflige con su estilo de crianza; mientras otras desean quedarse por más tiempo en el hospital, porque no se sienten listas para irse a casa. La Academia Estadounidense de Pediatría recomienda que antes de dar de alta, se considere la condición de la recién parida y su infante; que la recién parida se sienta confiada en su habilidad de cuidar a su bebé; que la recién parida tenga suficiente apoyo en el hogar; que la recién parida tenga un cuidado posparto adecuado; y que se den de alta juntos a la recién parida con su bebé.

Exámenes y procedimientos del recién nacido

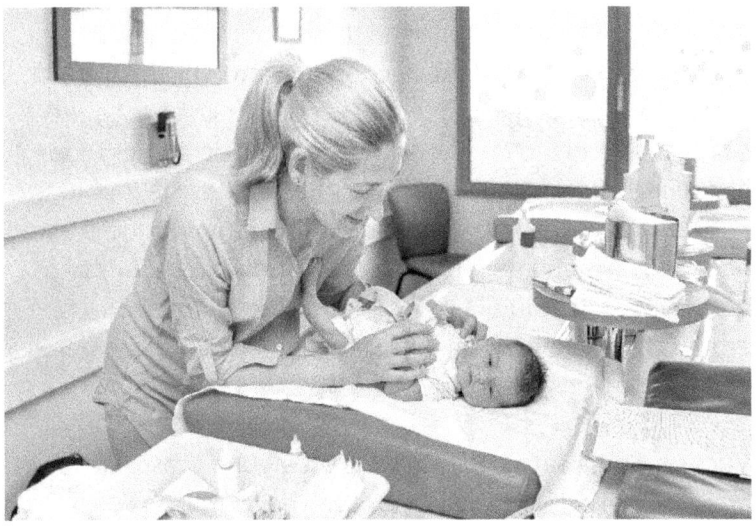

Medida de peso y longitud

Gotas en los ojos—En el pasado se utilizaba nitrato de plata como prevención de infecciones en los ojos del bebé, el cual era muy irritante. Hoy en día se utiliza un antibiótico llamado **eritromicina**.

APGAR—Esta es una evaluación que hace el obstetra o la partera sobre la apariencia y comportamiento del recién nacido. Se examina al bebé, y se le da una puntuación a los 5 minutos luego del parto; y luego se repite a los 10 minutos. Una puntuación entre 7 y 10 es lo normal. Si el bebé tiene una puntuación entre 4 y 7, posiblemente necesite algunas medidas de resucitación. Si la puntuación es menor de 3 definitivamente el bebé necesita medidas de resucitación.

Vitamina K—Se le da por inyección al bebé luego del parto para ayudarlo a coagular la sangre.

PKU—Es una prueba que se le hace en el talón del bebé, para descartar desordenes genéticos como la fenilcetonuria, la galactosemia, la talasemia, etc. Lo ideal es hacérsela luego de que el bebé haya sido alimentado con leche humana o formula, por un periodo de 24 horas, para que el bebé haya recibido **fenilalanina**. Lo ideal es hacerle la prueba a un bebé lactado luego del séptimo día, que ya le ha "bajado la leche" a la recién parida. Sin embargo, por lo general la prueba se hace antes de darse de alta a la pareja lactante.

Vacuna de Hepatitis B—Aunque en algunos casos se le aplica a los recién nacidos, por lo general muchos pediatras esperan al mes o dos meses para administrarla.

Prueba de audición

Prueba de azúcar

El examen posparto

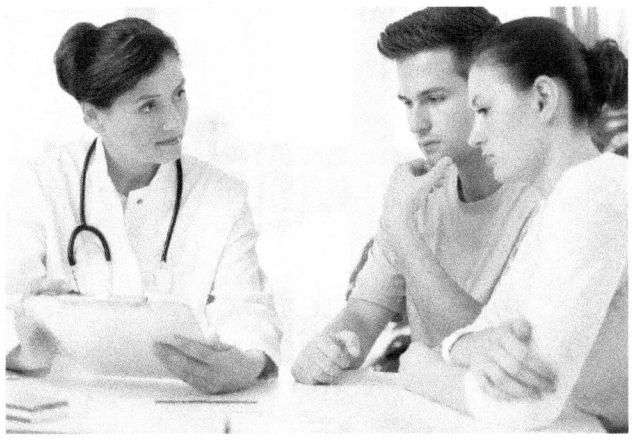

El examen posparto de las seis semanas termina oficialmente el cuidado con el médico obstetra o partera. . Se recomienda aprovechar esta visita para discutir el tema de métodos anticonceptivos. Existen muchos métodos confiables de prevención de embarazos, aun para las lactantes.

Las relaciones de pareja luego del parto

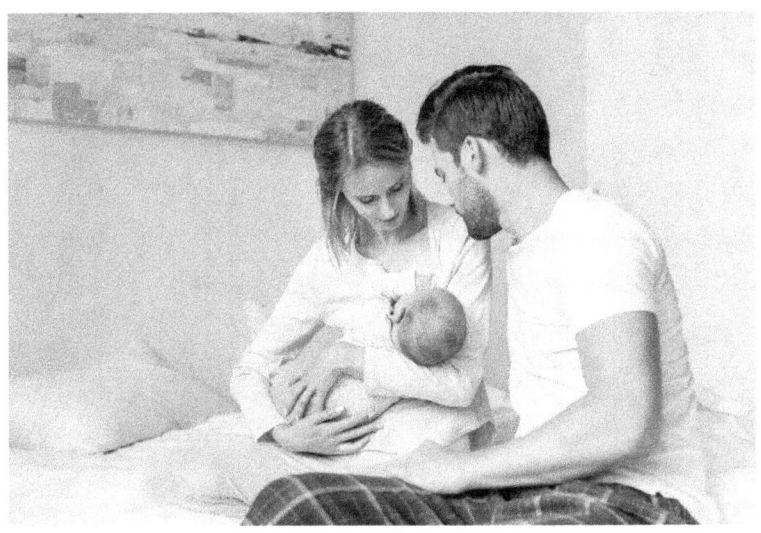

Luego del parto del bebé a muchos les parece como si nunca volverán a tener una vida sexual. Sin embargo, **sí hay vida sexual luego del bebé**. Lo importante es que se espere a que el médico o partera dé el visto bueno para iniciarlas. El médico o partera buscará que tanto el útero como el área del perineo estén recuperados. Esto tiende a tomar unas 6 semanas luego del parto. El ajorarse para iniciar las relaciones tan solo empeora las cosas. Al principio hay un poco de miedo al dolor. Muchas personas contrarrestan este temor utilizando lubricantes como el KY Jelly o Replens. También hay que tener en claro que al principio las relaciones íntimas serán interrumpidas muchas veces por un bebé llorando. Es de mucho beneficio mantener una mente abierta y mucho humor.

El cuidado del bebé

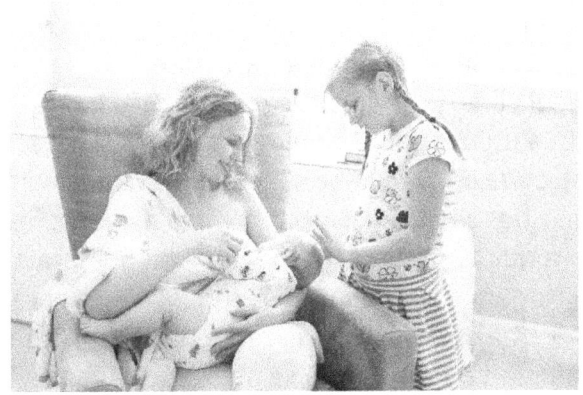

En el periodo post parto, ya sea parto vaginal o por cesárea, esos primeros días tan especiales del bebé le parecen a la nueva familia como un espejismo. Habrá unos cambios drásticos en la nueva vida como familia, que irán desde el primer día del bebé en casa; sus alimentaciones; el sueño del bebé; el cuidado del recién nacido, etc.

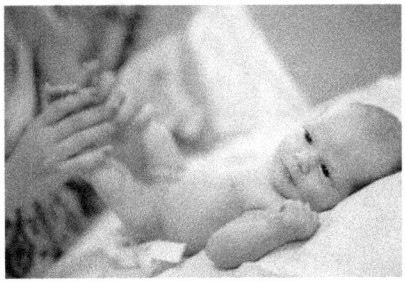

Cambio de Pañal—Un bebé recién nacido necesitará unos 8 a 12 cambios de pañal en las primeras semanas de vida. No se recomienda adquirir muchos pañales de tamaño recién nacido, ya que la mayoría de los bebés utilizan este tamaño por muy poco tiempo. El cambio del pañal no es nada complicado. Siempre que se le vaya a cambiar el pañal al bebé, se recomienda traer contigo todo lo que se va a necesitar (pañal limpio, toallitas húmedas, crema, etc.). Lo ideal sería tener un área ya diseñada para el cambio del pañal. Hay que asegurarse que la superficie que se va a utilizar para cambiar el pañal es segura; y nunca se debe dejar al bebé sin atender, ya que aun los recién nacidos se puede caer. El cambio de pañal debe ser rápido, ya que tanto los varones como las hembras pueden rosear con la orina. Se recomienda siempre limpiar el área del pañal de al frente hacia atrás con la toallita húmeda. Al principio se utilizarán varias toallitas húmedas para limpiar bien al bebé. Se recomienda colocar un pañal limpio debajo del bebé y ajústalo bien.

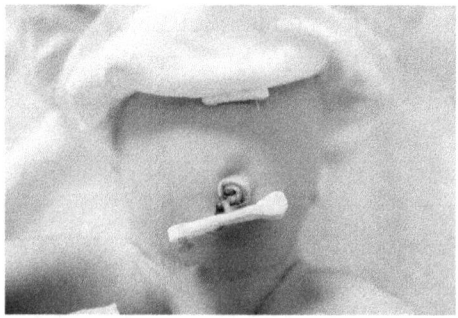

Cuidado del cordón umbilical—Es importante que se limpie el cordón umbilical varias veces al día (con cada cambio de pañal) para prevenir infección. No se recomienda ni utilizar alcohol ni agua oxigenada. Unos prefieren los palitos de algodón, mientras que otros usan bolitas de algodón o gasa para limpiar el cordón umbilical con agua limpia. Simplemente se limpia el área de la base del cordón. Si se trató al bebé el cordón con la tintura violeta, es normal que se le salga un poco de la tintura. El cordón umbilical se puede caer tan temprano como en una semana o tan tarde como el mes.

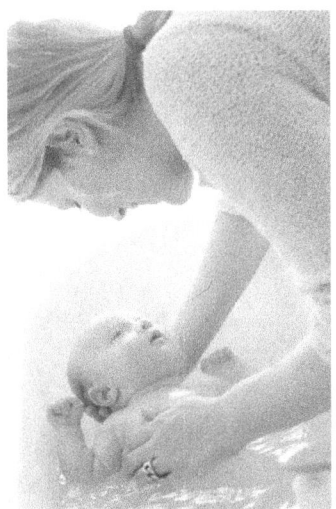

Baño del bebé—Al principio los bebés prácticamente ni se ensucian; así que no es necesario darle un baño diario. Sin embargo, si así lo desean, se puede bañar al bebé a diario. Mientras el bebé tiene el cordón umbilical, se recomiendan más los baños de pañito, donde con un paño o esponja se lava al bebé solo en sus partes sucias (cuello, brazos, muslos y área del pañal). Luego de que le caiga el cordón umbilical se puede comenzar el baño de bañera. Algunas familias deciden bañarse junto con el bebé; otros prefieren bañarlo en el fregadero o el lavamanos; pero la mayoría prefiere la bañera del bebé. Lo importante es que siempre se tenga todo lo que se va a utilizar para el baño del bebé a mano (esponjas, paños, jabón, champú, toalla para secarlo, etc.). Si vas a utilizar una bañera, lo ideal es colocarlo sobre el mostrador del baño o la cocina, en lugar de dentro de la bañera; para así no tener que doblarse. Se recomienda llenar la bañera del bebé a una temperatura que sea cómoda y agradable (tibia o templada). Una vez se coloca al bebé dentro de la bañera, se va enjabonando y enjuagando al bebé por partes. Nunca se debe dejar al bebé solo ni por un segundo, ya que así es que ocurren la mayoría de los accidentes. Es importante recalcar que se utilice un jabón diseñado para bebé, ya que los otros jabones tienden a resecar demasiado la piel del bebé; aparte de que los bebés son muy sensitivos a los químicos que contienen la mayoría de los jabones.

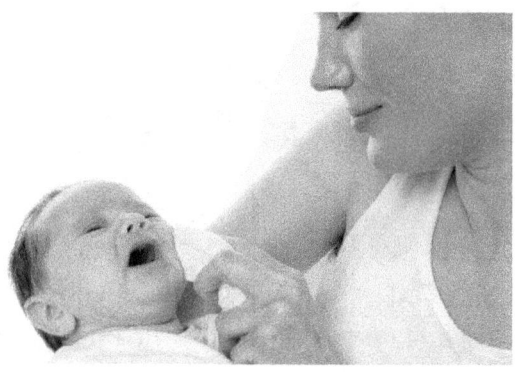

El llanto del bebé—Los bebés al principio lloran mucho, porque es la única forma que tienen para comunicarse. Muchos dan señales antes de llorar; lo importante es que los criadores y cuidadores las aprendan a reconocer e interpretar. Siempre que el bebé llora, es porque no está feliz por algo. Este algo puede ser hambre, pañal sucio, dolor, soledad, frustración, sobre estimulación, cansancio, aburrimiento. Cuando el bebé llore cárguelo. Si no se calma, se puede tratar de alimentarlo, cambiarle el pañal, sacarle gases, etc. Si no se logra calmar al bebé; entonces se recomienda mecerlo, cantarle, caminar con él (puede ser dentro del canguro o del coche), o quizás un paseo en el automóvil. Poco a poco la familia aprenderá a interpretar las señales del bebé, y lo lograrán calmar con más rapidez. Sin embargo, habrá días en que el llanto del

bebé pueda desesperar. En estos casos se recomienda buscar la ayuda de algún familiar o amistad; alguien que les de la mano, en lo que toman un descanso del bebé; ya sea para dar un paseo a solas, un baño, etc. No está mal tener estos sentimientos; ya que les pasa a todas.
¡¡¡Somos humanos!!!

Pasos para una lactancia exitosa

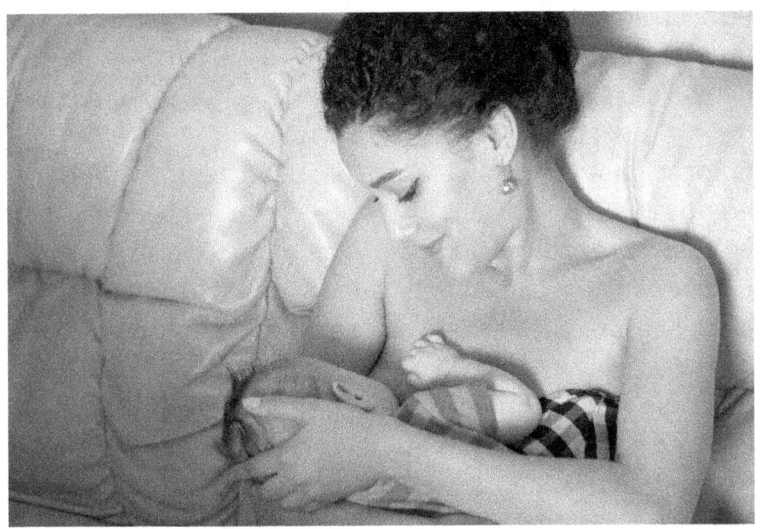

Los siguientes pasos se tomaron de las experiencias de aquellas personas que habían logrado tener una lactancia exitosa.

Educación Prenatal: Recomendamos a toda gestante que desee amamantar a su futuro bebé, que antes del parto se vaya preparando para el amamantamiento; ya sea tomando una clase prenatal de lactancia, o participando de los grupos de apoyo.

Parto No Medicado: Si es posible, recomendamos que el parto sea lo más natural posible, ya que los medicamentos hacen que el bebé esté soñoliento y que este no se interese en amamantar frecuentemente.

Comenzar a amamantar lo más pronto posible: El amamantamiento debe comenzar dentro de la primera hora luego del parto, cuando el bebé está alerta y su instinto de succión es más fuerte. Este instinto de succión no volverá a ser tan fuerte hasta después del segundo día.

Colocación Adecuada: La boca del bebé debe estar tan grande como un bostezo antes de colocarse al pecho; y su barriga debe estar hacia la barriga de la persona lactante. Una vez en el pecho, el bebé debe succionar de la areola y no del pezón. Esto evitará que se lastimen los pezones.

Alojamiento en Conjunto: Es importante que la pareja lactante se aloje juntos durante su estadía en el hospital. No existe ninguna razón médica por la cual una pareja lactante saludable sea separada. Tampoco es cierto que la recién parida descansa más cuando no tiene a su bebé en la habitación. Al contrario, las recién paridas descansan más y tienen menos tensión cuando están junto a sus bebés.

Amamantar al bebé cada vez que este lo pida: Los recién nacidos necesitan alimentarse frecuentemente, y no deben llevar un horario estricto. El amamantar frecuentemente estimula los pechos para que estos produzcan suficiente leche. Luego de las 6 semanas los bebés mismos establecen su propia rutina.

No se debe ofrecer suplementos: Los bebés amamantados no necesitan ni glucosa ni fórmula. Estas interfieren con el amamantamiento, y pueden ocasionar que disminuya la producción de leche. Mientras más se amamante, más leche se producirá.

Aplazar la introducción de mamadera: Es mejor esperar a que el bebé tenga de 3 a 4 semanas para introducir la mamadera; para así evitar que el bebé se confunda. La **confusión de mamadera** no solo consiste en que el bebé rechace el pecho, sino que también puede ocasionar que el bebé no pueda extraer bien la leche del pecho, o que lacere los pezones, causando dolor.

Descanso y buena alimentación: Se recomienda que la persona lactante lleve una dieta balanceada y que ingiera suficientes líquidos. También se recomienda descanso, para así evitar la fatiga.

Rechazar las muestras de fórmula: Estas muestras de fórmula no son regalos; su único propósito es hacer que la familia use fórmula para alimentar al bebé. De tener problemas con el amamantamiento la fórmula no es la solución. La persona lactante debe buscar ayuda con profesionales en lactancia.

Por último...

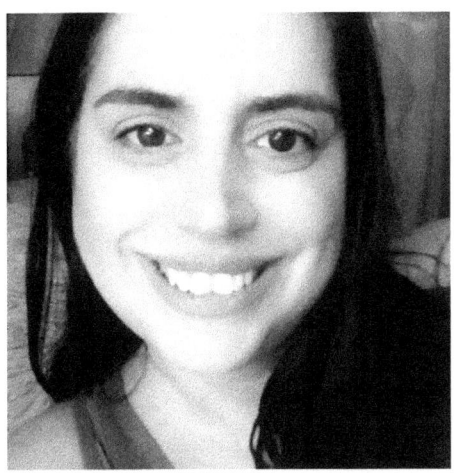

Aunque nos preparamos para un parto natural, hay que tener en cuenta que cada parto es diferente. Muchas veces nos preparamos mentalmente a como pensamos que va a ser nuestro parto, y nos sorprendemos cuando las cosas no fueron exactamente como planificamos. Mientras que muchas lograrán un parto natural; otras tendrán un parto vaginal con algunas intervenciones médicas, como inducción de parto, aceleración del parto, uso de analgésicos, uso de anestesia epidural; y en algunos casos el bebé nacerá por cesárea. Lo importante es que ambos estén saludables.

Un abrazo,
Carmen Cabrer

Referencias

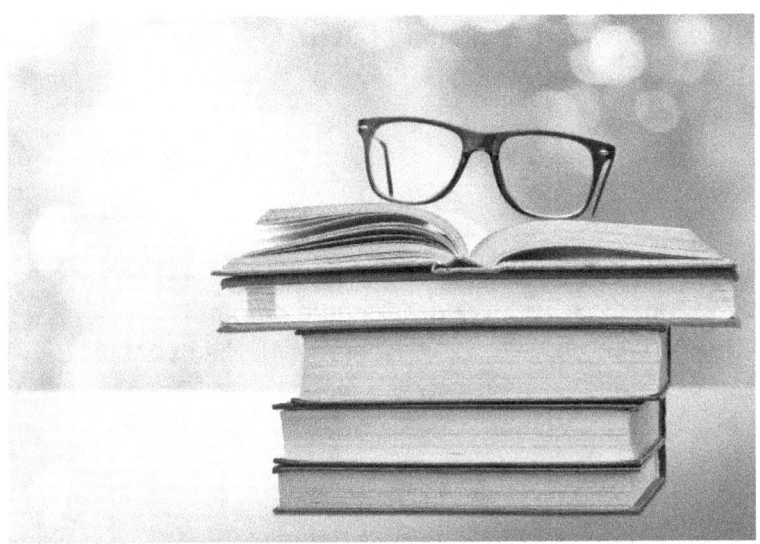

Effects of prenatal music stimulation on state/trait anxiety in full-term pregnancy and its influence on childbirth: a randomized controlled trial.
García González J, Ventura Miranda MI, Requena Mullor M, Parron Carreño T, Alarcón Rodriguez R.
J Matern Fetal Neonatal Med. 2018 Apr;31(8):1058-1065. doi: 10.1080/14767058.2017.1306511. Epub 2017 Apr 3.

Needs of fathers during labour and childbirth: A cross-sectional study.
Eggermont K, Beeckman D, Van Hecke A, Delbaere I, Verhaeghe S.
Women Birth. 2017 Aug;30(4):e188-e197. doi: 10.1016/j.wombi.2016.12.001. Epub 2017 Jan 7.

The impact of motivational interviewing on participation in childbirth preparation classes and having a natural delivery: a randomised trial.
Rasouli M, AtashSokhan G, Keramat A, Khosravi A, Fooladi E, Mousavi SA.
BJOG. 2017 Mar;124(4):631-639. doi: 10.1111/1471-0528.14397. Epub 2016 Nov 10.

Birth place preferences and women's expectations and experiences regarding duration and pain of labor.
van Haaren-Ten Haken TM, Hendrix MJ, Nieuwenhuijze MJ, de Vries RG, Nijhuis JG.
J Psychosom Obstet Gynaecol. 2017 Feb 6:1-10. doi: 10.1080/0167482X.2017.1285900.

Pain, Anxiety, and Fatigue During Labor: A Prospective, Repeated Measures Study.
Tzeng YL, Yang YL, Kuo PC, Lin YC, Chen SL.
J Nurs Res. 2017 Feb;25(1):59-67. doi: 10.1097/jnr.0000000000000165.

Childbirth and parenting preparation in antenatal classes.
Barimani M, Forslund Frykedal K, Rosander M, Berlin A.
Midwifery. 2018 Feb;57:1-7. doi: 10.1016/j.midw.2017.10.021. Epub 2017 Oct 31.

Women's experiences of coping with pain during childbirth: a critical review of qualitative research.
Van der Gucht N, Lewis K.
Midwifery. 2015 Mar;31(3):349-58. doi: 10.1016/j.midw.2014.12.005. Epub 2014 Dec 31. Review.

Barriers and facilitators to birth without epidural in a tertiary obstetric referral center: Perspectives of health care professionals and patients.
Knox A, Rouleau G, Semenic S, Khongkham M, Ciofani L.
Birth. 2017 Dec 18. doi: 10.1111/birt.12327.

Pain Management in Obstetrics.
Hensley JG, Collins MR, Leezer CL.
Crit Care Nurs Clin North Am. 2017 Dec;29(4):471-485. doi: 10.1016/j.cnc.2017.08.007. Epub 2017 Sep 28. Review.

Effectiveness of breathing exercises during the second stage of labor on labor pain and duration: a randomized controlled trial.
Yuksel H, Cayir Y, Kosan Z, Tastan K.
J Integr Med. 2017 Nov;15(6):456-461. doi: 10.1016/S2095-4964(17)60368-6.

Systematic Review of Hydrotherapy Research: Does a Warm Bath in Labor Promote Normal Physiologic Childbirth?
Shaw-Battista J.
J Perinat Neonatal Nurs. 2017 Oct/Dec;31(4):303-316. doi: 10.1097/JPN.0000000000000260.

Acupuncture or acupressure for induction of labour.
Smith CA, Armour M, Dahlen HG.
Cochrane Database Syst Rev. 2017 Oct 17;10:CD002962. doi: 10.1002/14651858.CD002962.pub4. Review.

The Effect of Acupressure Applied to Point LI4 on Perceived Labor Pains.
Hamlacı Y, Yazici S.

Holist Nurs Pract. 2017 May/Jun;31(3):167-176. doi: 10.1097/HNP.0000000000000205.

Meta-analysis of the effect of acupressure on duration of labor and mode of delivery.
Makvandi S, Mirzaiinajmabadi K, Sadeghi R, Mahdavian M, Karimi L.
Int J Gynaecol Obstet. 2016 Oct;135(1):5-10. doi: 10.1016/j.ijgo.2016.04.017. Epub 2016 Jul 29. Review.

The Complementary Therapies for Labour and Birth Study making sense of labour and birth - Experiences of women, partners and midwives of a complementary medicine antenatal education course.
Levett KM, Smith CA, Bensoussan A, Dahlen HG.
Midwifery. 2016 Sep;40:124-31. doi: 10.1016/j.midw.2016.06.011. Epub 2016 Jun 9.

Pregnant women and health professional's perceptions of complementary alternative medicine, and participation in a randomised controlled trial of acupressure for labour onset.
Mollart L, Adams J, Foureur M.
Complement Ther Clin Pract. 2016 Aug;24:167-73. doi: 10.1016/j.ctcp.2016.06.007. Epub 2016 Jun 23.

www.ingramcontent.com/pod-product-compliance
Lightning Source LLC
Chambersburg PA
CBHW072026230526
45466CB00020B/936